药中繁花录

蒋元烨 贺 雪 殷佩浩 主编
李 赣 宓轶群 主审

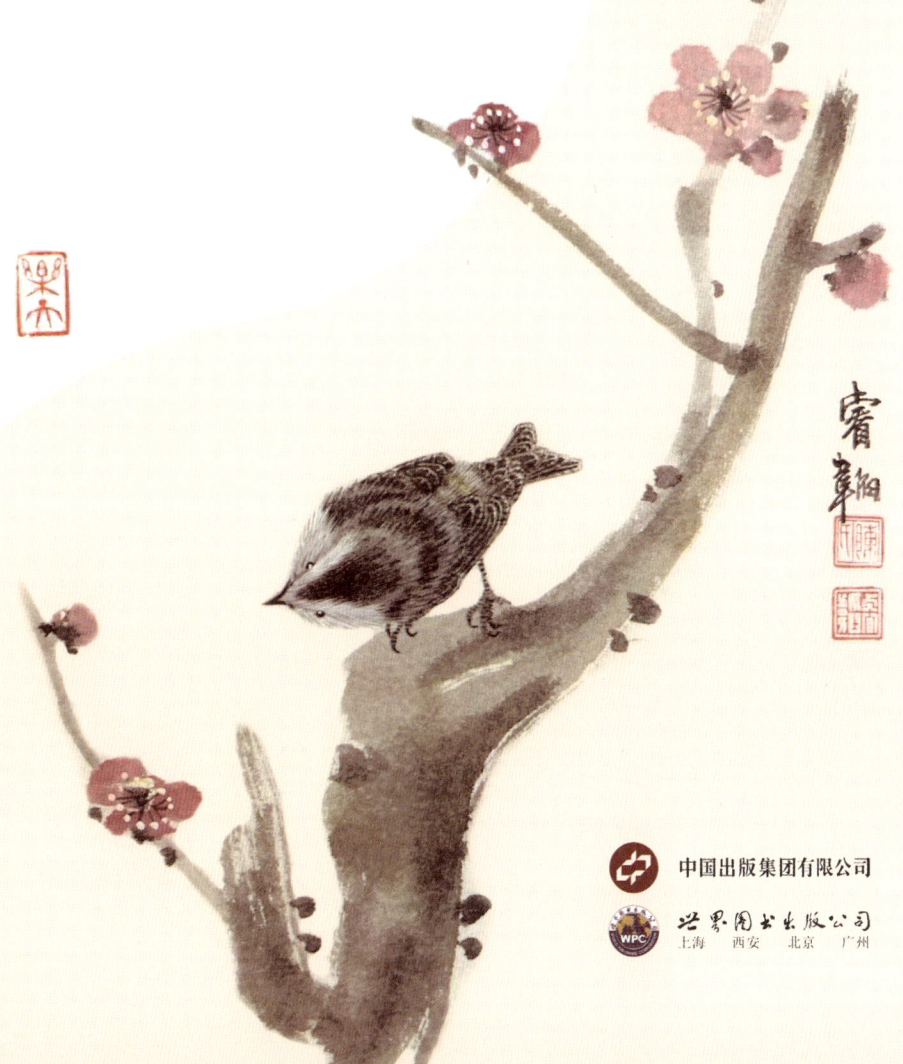

中国出版集团有限公司
世界图书出版公司
上海 西安 北京 广州

图书在版编目（CIP）数据

药中繁花录 / 蒋元烨，贺雪，殷佩浩主编 . -- 上海：上海世界图书出版公司，2025.6. -- ISBN 978-7-5232-2132-7

Ⅰ．R28

中国国家版本馆 CIP 数据核字第 2025MF2243 号

书　　名	药中繁花录 Yao Zhong Fanhua Lu
主　　编	蒋元烨　贺　雪　殷佩浩
主　　审	李　赣　宓轶群
出 版 人	唐丽芳
策　　划	王　冰
责任编辑	陈寅莹
插　　图	郁紫丹
出版发行	上海世界图书出版公司
地　　址	上海市广中路 88 号 9 — 10 楼
邮　　编	200083
网　　址	http://www.wpcsh.com
经　　销	新华书店
印　　刷	上海景条印刷有限公司
开　　本	787mm×1092mm　1/16
印　　张	20.75
字　　数	198 千字
版　　次	2025 年 6 月第 1 版　2025 年 6 月第 1 次印刷
书　　号	ISBN 978-7-5232-2132-7 / R・769
定　　价	198.00 元

版权所有　翻印必究
如发现印装质量问题，请与印刷厂联系
（质检科电话：021-59815621）

《药中繁花录》编委会名单

主　　编　蒋元烨　贺　雪　殷佩浩

编　　委（按姓氏拼音排序）

何钰洁　黄子琪　孔　琪　李妍茸

林逸舒　刘昆丽　孙龙凯　王学伟

吴宏磊

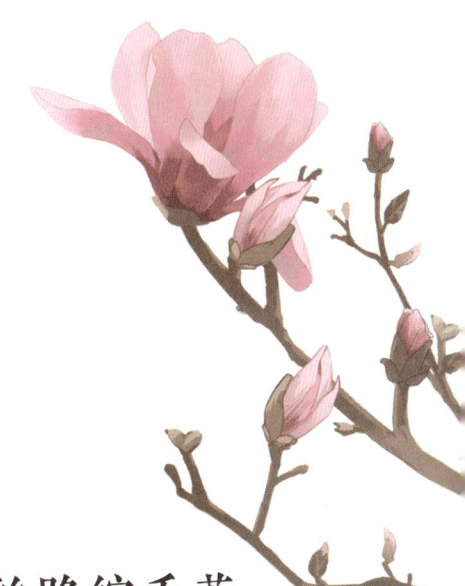

序

百草琼英汇九寰，杏林丝路绽千芳
——花药之道与文明互鉴之华章

夫天地氤氲，万物化醇；草木含灵，各禀其性。昔《诗经》云"采采芣苢，薄言采之"，古人观草木之荣枯，察四时之消息，遂开本草之学。今《药中繁花录》付梓在即，余展卷观之，但见群芳竞秀、百卉含英，恍若置身岐黄秘境，顿生"一花一草皆含道，一叶一枝总关情"之慨。

观夫中华本草，实乃天地大文章也。自《神农本草经》开"本草"之先河，至《本草纲目》集大成而为天下式，其间"三品分类"之妙，"七方十剂"之精，皆以草木之性参造化之机。今此书独辟蹊径，撷取百花入药之精粹，不啻为"金匮玉函"添新注。试看金银花解表消瘟，合欢花解郁安神，旋覆花降气和中，皆应《素问》"五运六气"之旨，暗合《灵枢》"气血周流"之机。此正应《中共中央 国务院关于促进中医药传承创新发展的意见》所言，要"实施中医药文化传播行动，把中医药文化贯穿国民教育始终"。

当今寰宇，世运更迭，文明嬗变。吾尝闻海外有"植物疗法"之兴，其理与吾国"药食同源"之说殊途同归。此书以花为媒，将"望闻问切"化为可触可感之自然诗篇，使"君臣佐使"成为可观可赏之生态画卷，诚如《综合医院中医药工作指南（2024版）》所倡，要"分层次、分步骤地进行形式多样、内容丰富、贴近生活的中医药文化科普宣传"。今览此卷，但见群芳列阵如《汤液经法》之经方，姹紫嫣红间自有阴阳五行流转，恰似《周易》所云"天地变化，草木蕃"。东方智慧如月印千江，于本草枝头盈盈欲滴，于文明交汇处熠熠生辉。

尤可称道者，编者以"格物致知"之精神，令每朵花皆成文明之信使。书中既载《尔雅》释名之趣，又述现代药理之微；既有《离骚》"纫秋兰以为佩"之风雅，亦有《神农本草经》"芫花逐水饮"之严谨。此非徒为古籍注脚，实乃为传统医学开新章。正如东坡居士诗云"腹有诗书气自华"，此书可谓"花蕴岐黄道自彰"。

展望未来，愿此书能效法"一带一路"杏林飘香，让中药之花绽于世界医学之林。冀后来者能继"大医精诚"之志，秉"青蒿素精神"之锐，使中医药如月季四时常开，似牡丹倾国倾城。当是时也，"各美其美，美美与共"之文明图景，必将于本草芬芳中徐徐展开。

是为序。

上海中医药大学 谨识

乙巳年仲春于沪

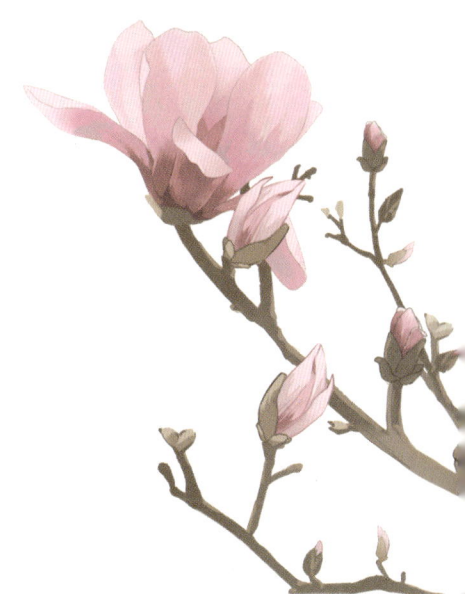

自序

在浩瀚的中药世界中，花朵无疑是最美丽的使者。她们或绚丽，或素雅，或芬芳，或淡然，似乎承载了世间万物的所有情感与哲思。《药中繁花录》便是这样一部专注于药中花朵的书籍，它不仅是一本中药的专业手册，更是一卷充满诗意的繁花集锦，将那些自然馈赠的花卉娓娓道来，每一页都氤氲着馥郁的花香，令人沉醉其中。

翻开这本书，仿佛进入了一座充满生机的花园，每一朵花都在低语，诉说着自己的故事。她们的形态各异，有的高雅如幽兰，有的鲜艳如玫瑰，有的清幽如梅花。每一朵花都有她独特的生长环境，或栖于峭壁之间，或倚靠溪水流淌，或随风而舞，或静立于月夜中。她们在大自然的怀抱中，默默汲取着日月精华，最终化作一味味药材，融入中医的方剂中，疗愈身心，安抚灵魂。

"人间四月芳菲尽，山寺桃花始盛开"。古人笔下的花朵常常与人情世故相连，寓意深远。《药中繁花录》不仅介绍了这些花朵的形态与生长，更通过花语与花的寓意，向读者传递着生命的启示。正如每一朵花都有她的花期，人生亦有起伏，有绚烂的春天，也有萧瑟的秋季。而在这些绽放与凋零的瞬间，我们可以从花朵中找到力量与慰藉，正如陆游所言"山重水复疑无路，柳暗花明又一村"。当生活遇到困境，花朵便是那一抹亮色，指引我们走出阴霾，迎接新的希望。

《药中繁花录》更为难能可贵之处在于，它不止步于花朵的美丽外表，而是深入挖掘了她们在医药中的价值。从古籍中寻找药用的出处，本书将花朵的历史与文化娓娓道来，展示了她们如何在漫长的岁月中，成为中医药的重要组成部分。无论是治病救人，还是修身养性，这些花朵都曾扮演着不可或缺的角色。这些花朵以她们独有的疗愈功效，守护着一代又一代人的健康与幸福。

然而，《药中繁花录》不仅仅是对古老智慧的致敬，它更以现代的视角，为读者呈现了花朵在当下的应用价值。随着时代的变迁，花朵的药用形式不再只是药房里的干品，她们已然成为现代生活中的一部分，融入茶饮、香薰、香囊、精油等各个方面。无论是忙碌都市生活中的一杯花茶，还是睡前一缕宁神的香薰，抑或是随身携带的花瓣香囊，花朵以她们独特的方式，为我们带来身心的愉悦与调适。在这本书中，每一朵花都不仅仅是美丽的象征，更是充满实用价值的疗愈之物，真正做到了"花开忘忧"。

翻阅《药中繁花录》，你将感受到那份从花朵中流淌出的温柔与力量。每一页都像是一首诗，娓娓道来，让人不由自主地沉浸其中。花朵的美丽与疗愈功效相得益彰，带给人们无尽的启发与慰藉。无论你是对中医药感兴趣的研究者，还是热爱自然、追求身心健康的普通读者，这本书都会为你开启一段美妙的旅程。

愿《药中繁花录》带你走进花朵的世界，感受她们的美丽与智慧。正如《诗经》所言："桃之夭夭，灼灼其华。"每一朵花都有她独特的魅力，这本书将这些魅力汇聚一处，为你呈现一片药中的繁花盛景。在这繁花中，愿你找到属于自己的那一朵花，让她为你的生活增添色彩与芬芳。

2025 年 4 月

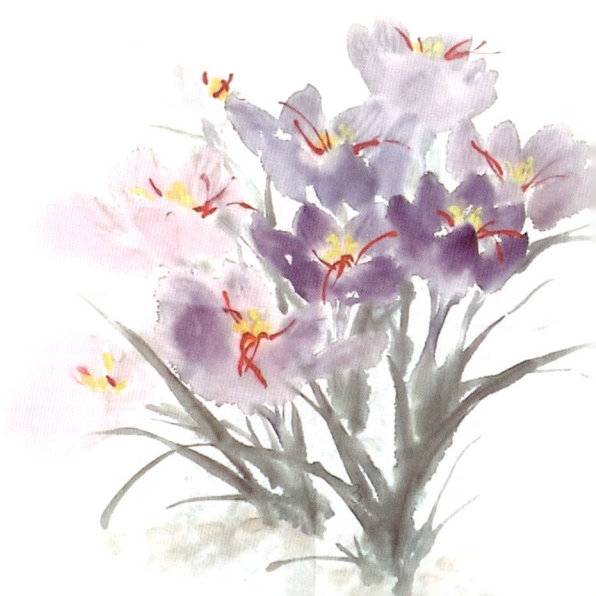

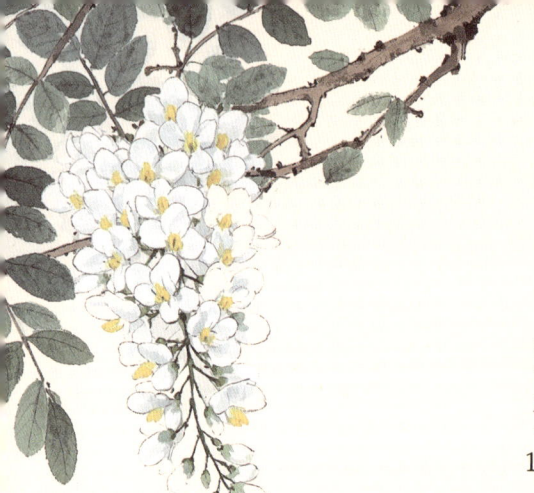

老鹳草／145

西红花／153

红花／161

槐花／169

款冬花／177

凌霄花／185

山银花／193

一枝黄花／201

木棉花／209

益母草／217

天山雪莲／225

佩兰／233

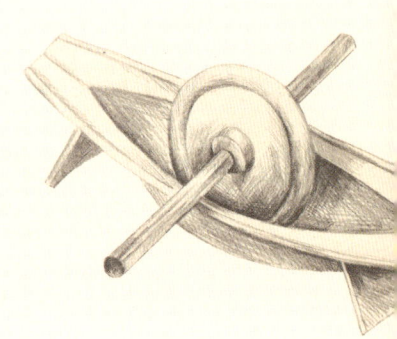

闹羊花／241

贯叶金丝桃／249

合欢花／257

鸡冠花／265

黄蜀葵花／273

旋覆花／281

参考资料／288

秘密花园／299

后记／318

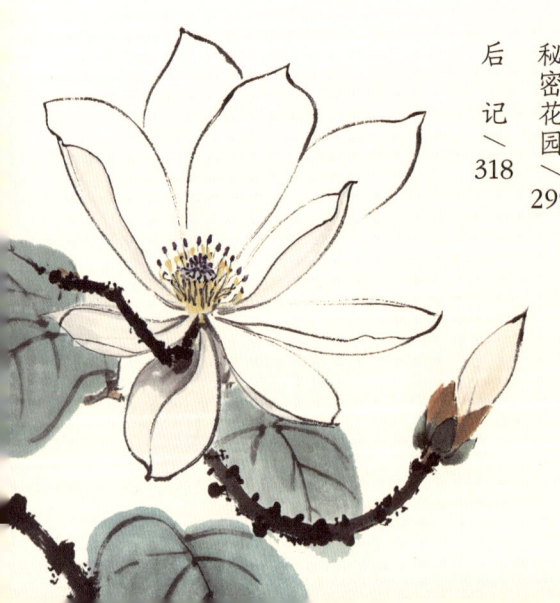

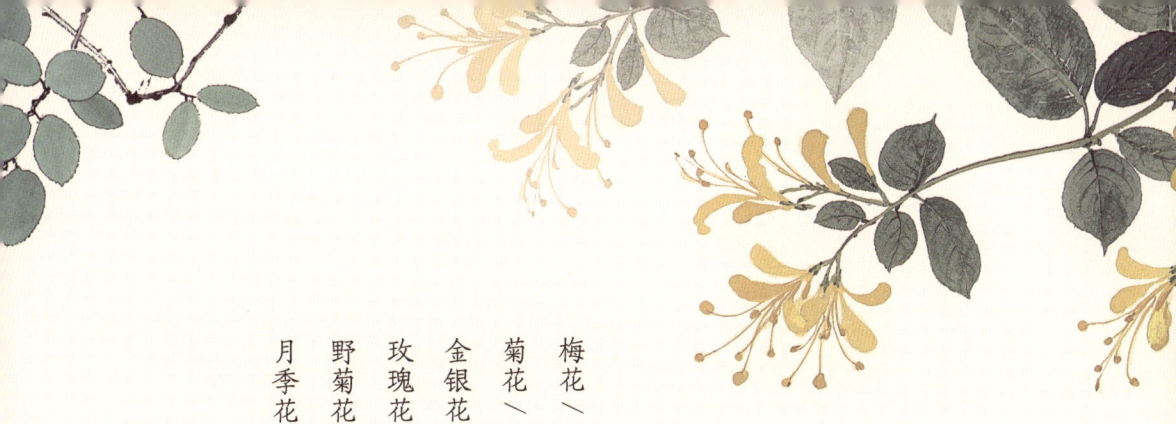

目录

梅花 / 1
菊花 / 9
金银花 / 17
玫瑰花 / 25
野菊花 / 33
月季花 / 41

灯盏花 / 49
红花龙胆 / 57
马鞭草 / 65
蒲公英 / 73
辛夷 / 81
当药 / 89

芫花 / 97
石吊兰 / 105
洋金花 / 113
厚朴花 / 121
密蒙花 / 129
半枝莲 / 137

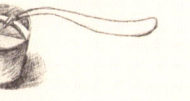
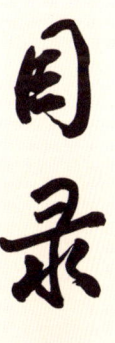
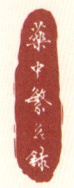

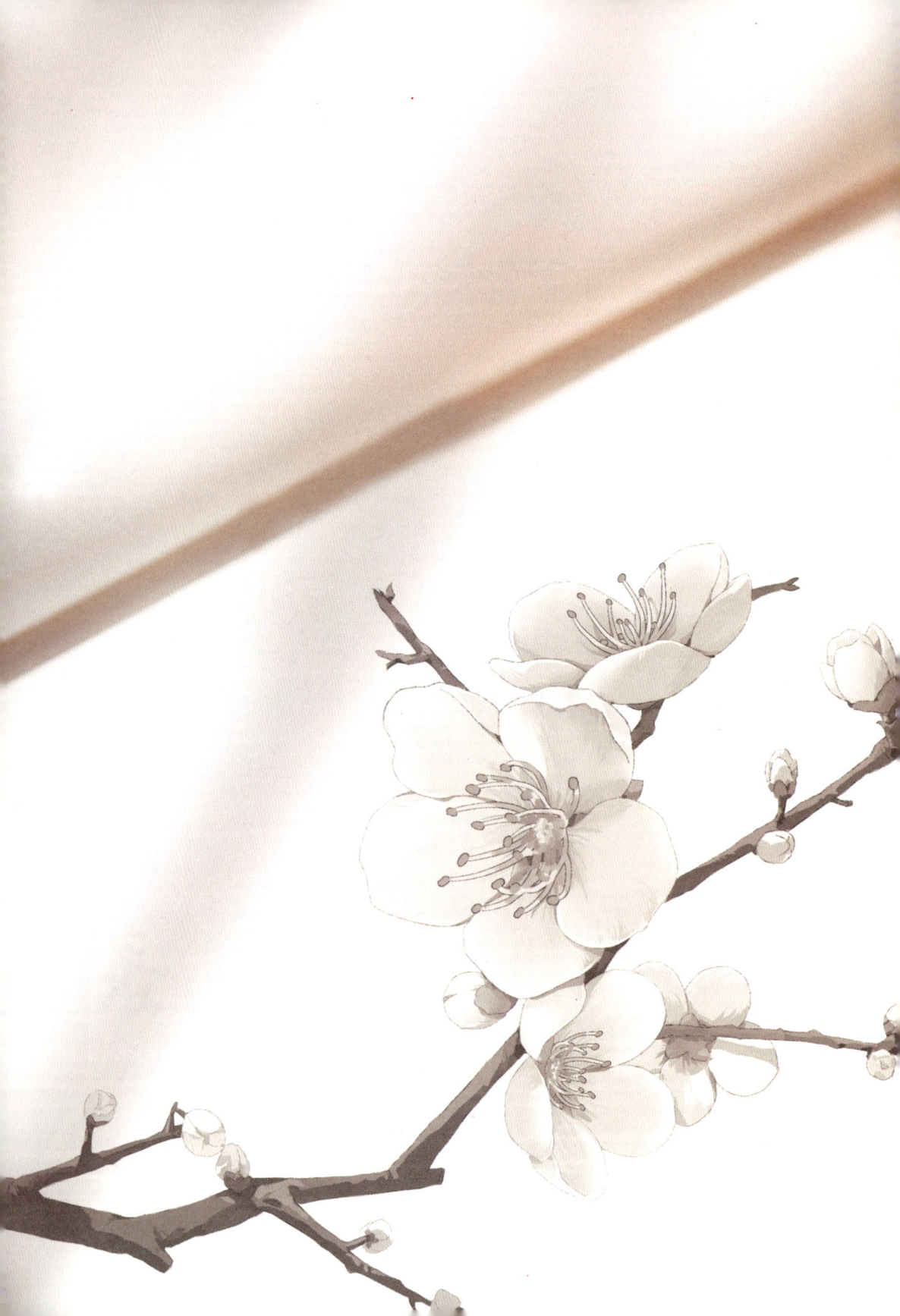

梅花
Mei hua

坚强／忠贞／高雅

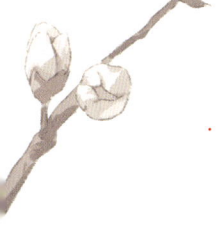

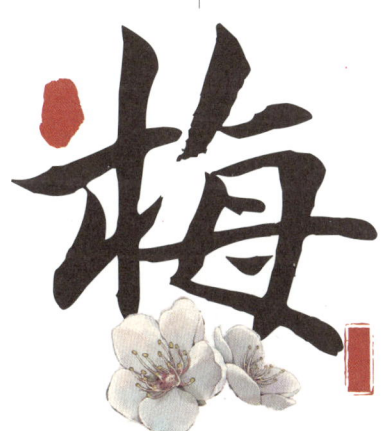

梅

MUME FLOS

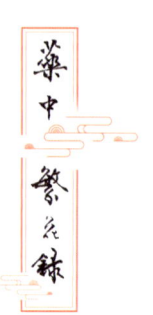

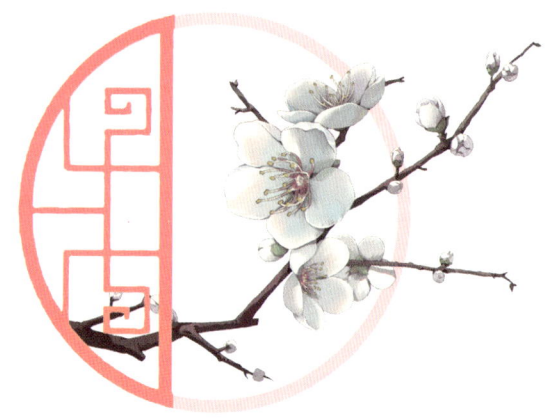

花之寓意

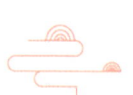

梅花，在中华文化中是坚韧与高洁的象征。从诗词到绘画，它的身影贯穿千年，承载着文人墨客的情志。王安石以"墙角数枝梅，凌寒独自开"赞其不畏严寒，坚毅生长；林逋以梅为妻，伴梅而居，彰显出超凡脱俗的高雅情怀。在情感层面，梅花象征着忠贞不渝。它不与百花在春日争艳，独在寒冬绽放，就像坚守承诺、不离不弃的深情。在历史长河里，梅花见证了无数英雄豪杰在困境中坚守气节，宁死不屈，以自身的存在诠释着"坚强、忠贞、高雅"的花语。

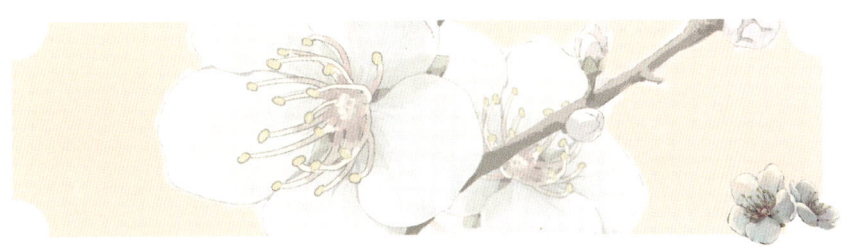

来　源

梅花为蔷薇科植物梅 Prunus mume Siebold & Zucc. 的干燥花蕾。初春花未开放时采摘，及时低温干燥。

药用出处

梅花的功效首载于《本草纲目》。其在《本草纲目拾遗》中亦有记载："纲目载梅花无治方，止言点汤煮粥助雅致而已。食物宜忌云：梅花味酸涩、性平，并无主治。殆亦不知梅花之用，入药最广，而功效亦最大。百草镜：梅花冬蕊春开，其花不畏霜雪，花后发叶，得先天气最足，故能解先天胎毒，有红、白、绿萼，千叶、单叶之分，惟单叶绿萼入药尤良。"

性味归经

性平，味微酸。归肝、胃、肺经。

功效主治

疏肝和中，化痰散结。用于肝胃气痛，郁闷心烦，梅核气，瘰疬疮毒。

花之疗愈

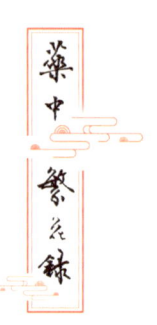

用法用量

煎服，3～5克。

主要药理成分

梅花含有黄酮类、苯丙素类、有机酸类及挥发性成分。目前已分离鉴定出的化合物有绿原酸、芦丁、金丝桃苷、异槲皮苷、乙酸苄酯、苯甲醇、乙酸肉桂酯、丁香子酚和花青素等。

药理作用

1. 抗氧化和抗炎作用： 梅花中的苯丙素类和黄酮类成分在抗氧化和抗炎方面的效果尤为显著。抗氧化剂可以中和自由基，减少氧化应激，从而降低细胞损伤和炎症的发生。炎症是许多慢性疾病如心血管疾病、糖尿病等的根本原因，而这些活性成分能有效抑制炎症介质的生成，从而起到预防和治疗的作用。

2. 抑制黑色素生成： 在美白护肤领域，梅花的活性成分特别是黄酮类成分显示出对皮肤黑色素生成的抑制作用。这些成分可以影响黑色素细胞的活性，降低黑色素的产生，从而帮助改善肤色，减少色斑和雀斑的形成。基于这一特性，梅花成为许多美白产品的重要成分。

3. 抗菌作用： 苯丙素类和黄酮类成分有良好的抗菌作用，能有效抑制多种细菌和真菌的生长，这使得梅花在预防和治疗皮肤感染、促进伤口愈合等方面具有潜在应用价值。

花开忘忧

梅花茶

配方：梅花10克，绿茶4克。

用法：将干梅花和绿茶放入茶杯中，注入热水，静置几分钟后饮用。

功效：疏肝解郁，清热解毒。

梅花粥

配方：大米100克，白扁豆20克，梅花5克。

用法：白扁豆提前浸泡备用。大米与白扁豆加水煮粥，小火熬至黏稠，之后加入梅花熬煮片刻即可。

功效：疏肝理气，健脾开胃，涩肠止泻。

梅花面膜

配方：白梅花5克，茯苓10克，白术6克，白芍6克。

用法：将上述中药材按比例粉碎后混合，加入温水调成糊状，外敷面部约20分钟。

功效：美白淡斑，温和养肤。

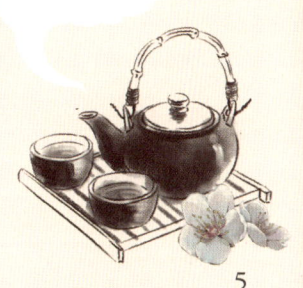

花之语录

梅花

梅花的一生，蕴含着深刻的人生哲理。它于冰天雪地中破蕊，不抱怨环境恶劣，反而将寒冷化作绽放的力量，启示我们人生困境亦是成长的契机。梅花的精神内涵在于坚守自我，不随波逐流，在喧嚣尘世中保持独立品格。对于现代人而言，梅花是一味心灵良药。在快节奏、高压力的生活里，我们常被琐事困扰，忘却了初心。梅花提醒我们，无论环境如何变幻，都要坚强面对挫折，忠贞于自己的理想。在追求物质的同时，不忘滋养高雅的精神世界，让生命在坚守与奋进中绽放光彩。

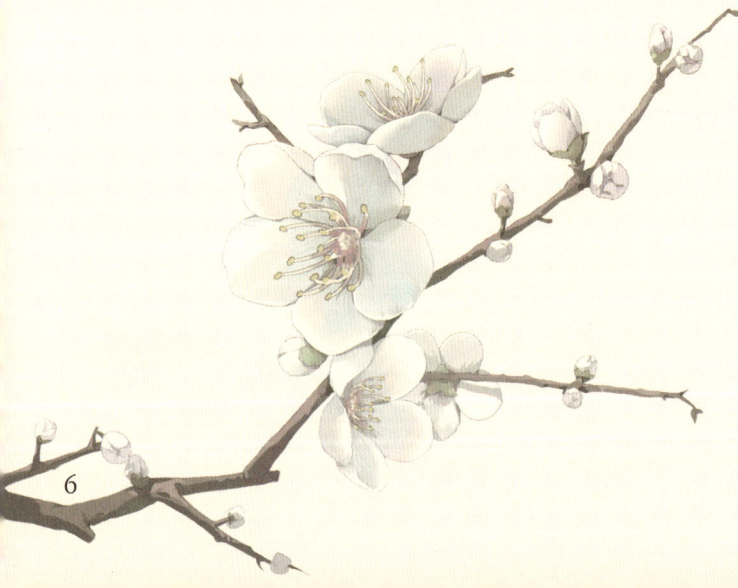

妙笔生花

——画一朵属于你的梅花吧。

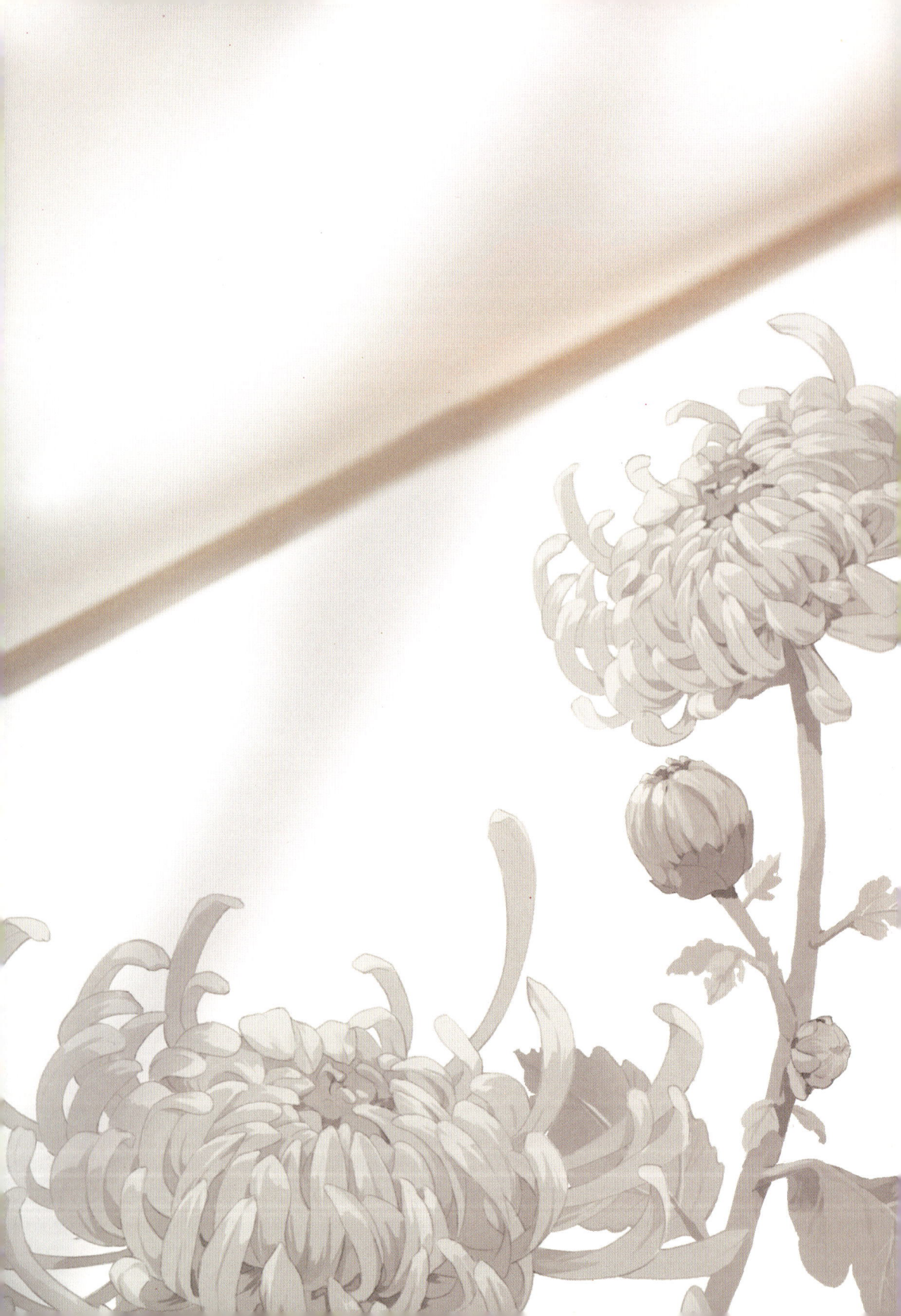

菊 花
高雅／长寿／坚韧

Ju
hua

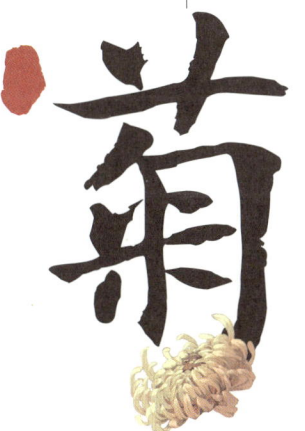

CHRYSANTHEMI
FLOS

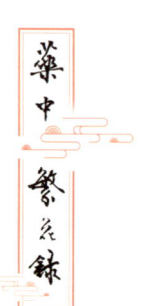

花之寓意

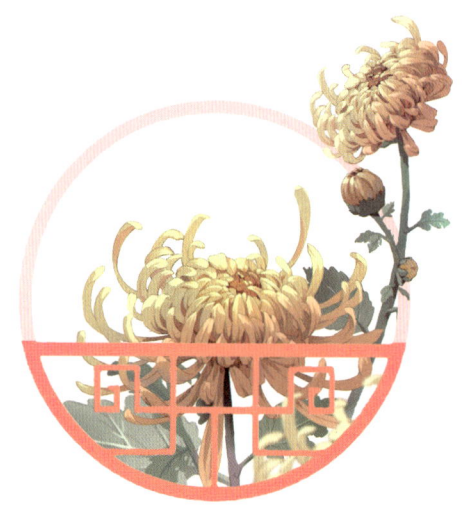

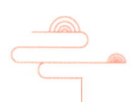

菊花是高雅与长寿的象征。自古以来，它便深受文人雅士喜爱，被赋予了独特的文化内涵。陶渊明一句"采菊东篱下，悠然见南山"，将菊花与闲适淡泊的生活态度紧密相连，自此菊花成为了超凡脱俗的精神寄托。从情感层面看，菊花常被用来表达思念与缅怀。在传统节日里，人们会用菊花寄托对逝去亲人的思念，传递着深沉而内敛的情感。在历史的长河中，菊花见证了朝代的更迭，但仍始终保持着自身的特性。它象征着坚贞不屈，在百花凋零后独自盛放，展现出顽强的生命力，诠释着坚韧不拔的精神。

来源

菊花为菊科植物菊花 Chrysanthemum × morifolium (Ramat.) Hemsl. 的干燥头状花序。9~11月花盛开时分批采收，阴干或焙干，或熏、蒸后晒干。

药用出处

出自《神农本草经》。陶弘景在《本草经集注》将菊花分为"真菊"和"苦薏"，并记载："菊有两种：一种茎紫气香而味甘，叶可作羹食者，为真；一种青茎而大，作蒿艾气。味苦不堪食者，名苦薏，非真。其华正相似，唯以甘苦别之尔。南阳郦县最多，今近道处处有，取种之便得。又有白菊，茎叶都相似，唯花白，五月取。亦主风眩，能令头不白。"文中"白菊"正是今之药用的菊花。

性味归经

性微寒，味甘、苦。归肺、肝经。

花之疗愈

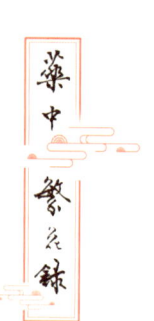

功效主治

疏风清热，平肝明目，解毒消肿。用于风热感冒，头痛眩晕，目赤肿痛，眼目昏花，疮痈肿毒。

用法用量

煎服，5～10克。

主要药理成分

菊花富含挥发油成分，主要包括龙脑、樟脑、菊油环酮。此外，还含有木犀草素-7-O-葡萄糖醛酸苷、芹菜素-7-O-葡萄糖醛酸苷、刺槐苷、芹菜素、芹菜素-7-O-芸香糖苷、槲皮素-3-O-半乳糖苷、槲皮素、木犀草素-7-O-葡萄糖醛酸苷、木犀草素、山奈酚以及糖类、氨基酸等成分。

药理作用

1. 抗炎作用： 菊花中的芹菜素、槲皮素等具有显著的抗炎活性，可通过抑制炎症介质的生成和炎症细胞因子的表达来发挥作用。

2. 抗氧化作用： 菊花中的成分，如木犀草素及其衍生物具有抗氧化特性，能清除氧自由基，增强体内抗氧化防御，有助于防止与氧化应激相关的慢性疾病。

3. 抗菌和镇静作用： 菊花的挥发油成分，如龙脑和樟脑，具有镇静和抗菌效果，能抑制多种细菌和真菌的生长。此外菊花还可用于治疗神经紧张和失眠。

菊花茶

配方：菊花5克，枸杞子5克，冰糖适量。

用法：将菊花和枸杞子放入杯中，加入500毫升沸水冲泡，盖上盖子闷5~10分钟，加入适量冰糖调味即可。

功效：清肝明目，养肝护眼。

菊花薏米粥

配方：菊花5克，薏苡仁50克，大米50克，冰糖适量。

用法：将菊花用纱布包好，薏苡仁和大米洗净，加水适量煮粥，粥快熟时将菊花包放入，煮约5分钟后捞出菊花包，最后加入冰糖调味。

功效：利水消肿，清热解毒。

菊花蜜饮

配方：菊花5克，蜂蜜适量。

用法：菊花放入杯中，倒入500毫升沸水冲泡，待温度降至不烫口时，加入适量蜂蜜搅拌均匀即可。

功效：清热解毒，润喉降火。

花开忘忧

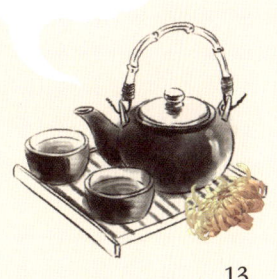

花之语录

菊花

菊花在百花谢幕时悄然登场，以独特的方式告诉我们：不必随波逐流，而应找到属于自己的绽放时刻。它傲霜而立，不畏严寒，彰显出坚韧不拔的精神内涵。对于现代人而言，菊花的存在是一种警醒。在充满诱惑与浮躁的环境里，人们容易迷失方向，陷入盲目竞争。菊花提醒我们，要学会沉淀自己，保持内心的宁静，不被外界干扰，坚守自己的节奏和原则，在平凡中追求卓越，在喧嚣中找寻属于自己的那一份宁静与美好，让生命在坚守中焕发出别样的光彩。

妙笔生花

——画一朵属于你的菊花吧。

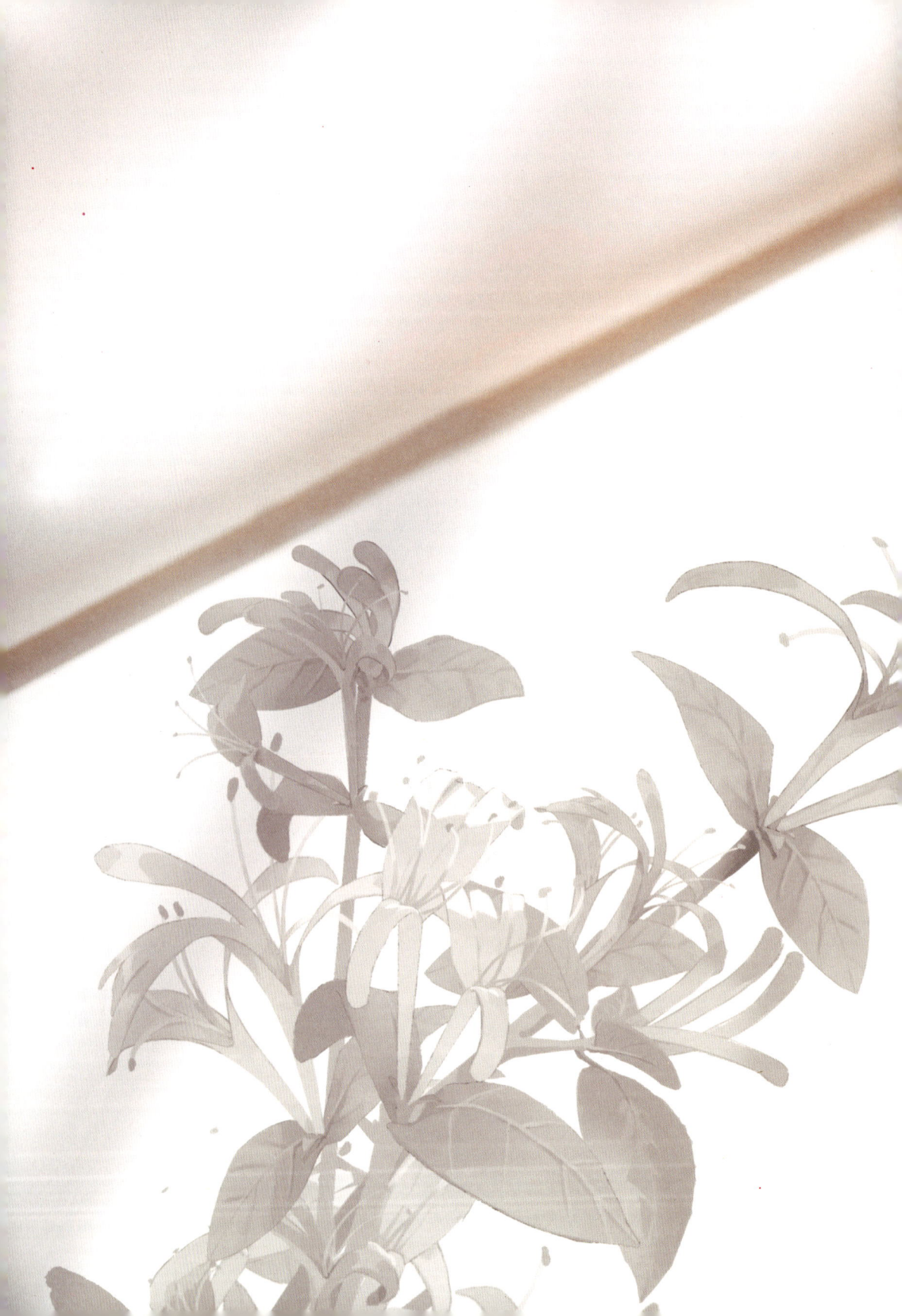

金银花
Jin yin hua

扶持／守护

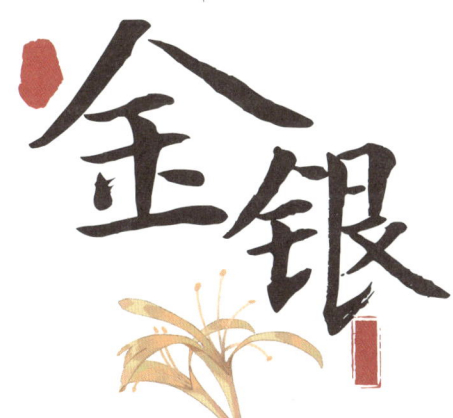

LONICERAE
JAPONICAE
FLOS

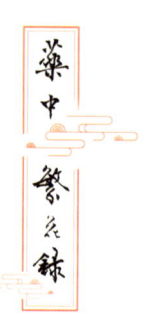

花之寓意

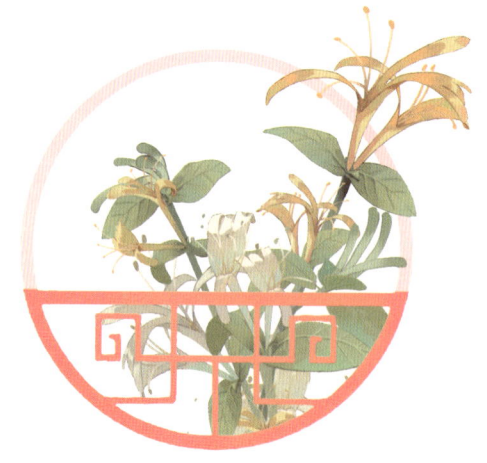

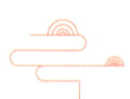

　　金银花，初开为白色，后转为黄色，金银相映，独具特色。在传统文化里，金银花被赋予"同舟共济"的寓意，象征着携手共进、相互扶持的精神。从情感角度，它是亲情、友情的寄托，代表着无论何时都不离不弃的陪伴。在历史的记载中，金银花常作为药用植物出现，默默奉献自己，帮助人们抵御病痛，彰显出无私奉献的品质，也因此成为了守护健康的象征。

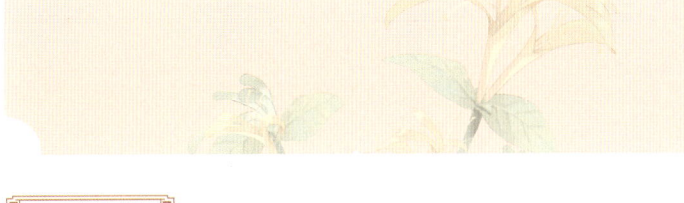

花之疗愈

来源

金银花为忍冬科植物忍冬 Lonicera japonica Thunb. 的干燥花蕾或带初开的花。夏初花开放前采收,干燥。

药用出处

"金银花"一词首载于宋代的《苏沈良方》,曰:"四月开花,极芬,香闻数步,初开色白,数日则变黄。每黄白相间,故一名金银花。"金银花又名忍冬,药用历史悠久,入药始载于本草著作《新修本草》,如:"味甘,温,无毒。主寒热身肿。久服轻身,长年益寿。十二月采,阴干。今处处皆有,似藤生,凌冬不凋,故名忍冬。"

性味归经

性寒,味甘。归肺、心、胃经。

功效主治

清热解毒,疏散风热。用于痈肿疔疮,喉痹,丹毒,热毒血痢,风热感冒,温病发热。

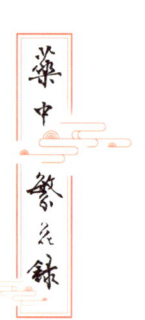

用法用量

煎服，6～15克。

主要药理成分

金银花含有多种有效活性成分，如绿原酸、异绿原酸、β-谷甾醇、豆甾醇、木犀草素-7-O-α-D-葡萄糖苷等。此外，金银花中还含有丰富的挥发油成分，如芳樟醇、棕榈酸乙酯、亚油酸甲酯、亚麻酸乙酯、α-松油醇和丁香油酚等。

药理作用

1. 抗氧化和抗炎作用： 金银花富含有绿原酸和异绿原酸等活性成分，具有显著的抗氧化特性，能够有效清除体内的自由基，从而减缓细胞老化。此外，这些活性成分还具有抗炎作用，能够抑制炎症介质的释放，减轻与关节炎、过敏等相关的炎症反应。

2. 抗菌和抗病毒作用： 金银花中的β-谷甾醇和豆甾醇等成分，具有显著的抗菌和抗病毒能力，能够有效抑制多种细菌（如金黄色葡萄球菌、大肠杆菌）和病毒（如流感病毒），帮助预防和治疗感染。

3. 镇痛和促进皮肤健康： 金银花中芳樟醇和丁香油酚等成分具有显著的镇痛效果，可缓解头痛、牙痛等症状；同时，这些成分还能通过抗菌和抗炎作用，缓解痤疮、湿疹等皮肤问题，促进皮肤健康。

金银花茶

配方： 金银花5克，菊花3克，冰糖适量。

用法： 将金银花与菊花共同放入杯中，倒入沸水浸泡5～10分钟后，按个人喜好加入冰糖即可饮用。

功效： 疏风散热，利咽消暑。

金银花香囊

配方： 金银花10克，薰衣草5克，棉布袋一个。

用法： 将干燥的金银花与薰衣草放入棉布袋中制作香囊，放置于衣柜中。

功效： 驱虫防蛀，清香宁神。

金银花防暑喷雾

配方： 金银花20克。

用法： 将金银花与500毫升水一起煮沸，冷却后过滤液体装入喷雾瓶，旅途中可随时喷洒于皮肤上。

功效： 清凉解暑。

花开忘忧

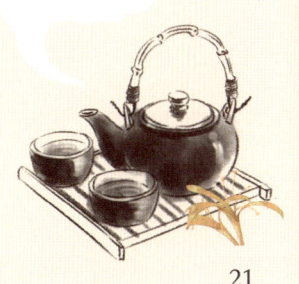

花之语录

金银花

金银花两种颜色共生在同一植株，告诉我们世间万物都有两面性，要学会包容和接纳。其精神内涵在于奉献，无论身处环境如何，都毫无保留地贡献自己的价值。对于现代人而言，金银花提醒人们，在忙碌的生活中要珍视身边的关系，学会相互支持；同时，还要保持一颗奉献的心，在帮助他人的过程中实现自我价值，用包容和付出让生活更加美好。

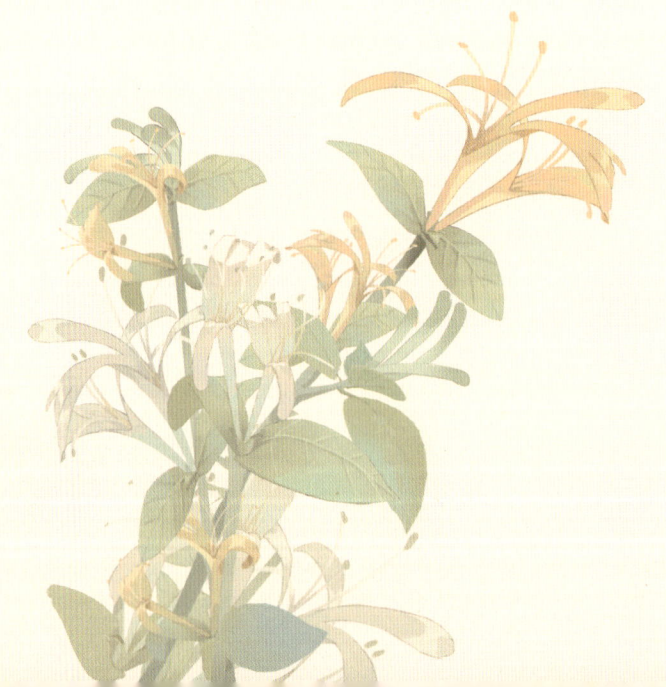

妙笔生花

—— 画一朵属于你的金银花吧。

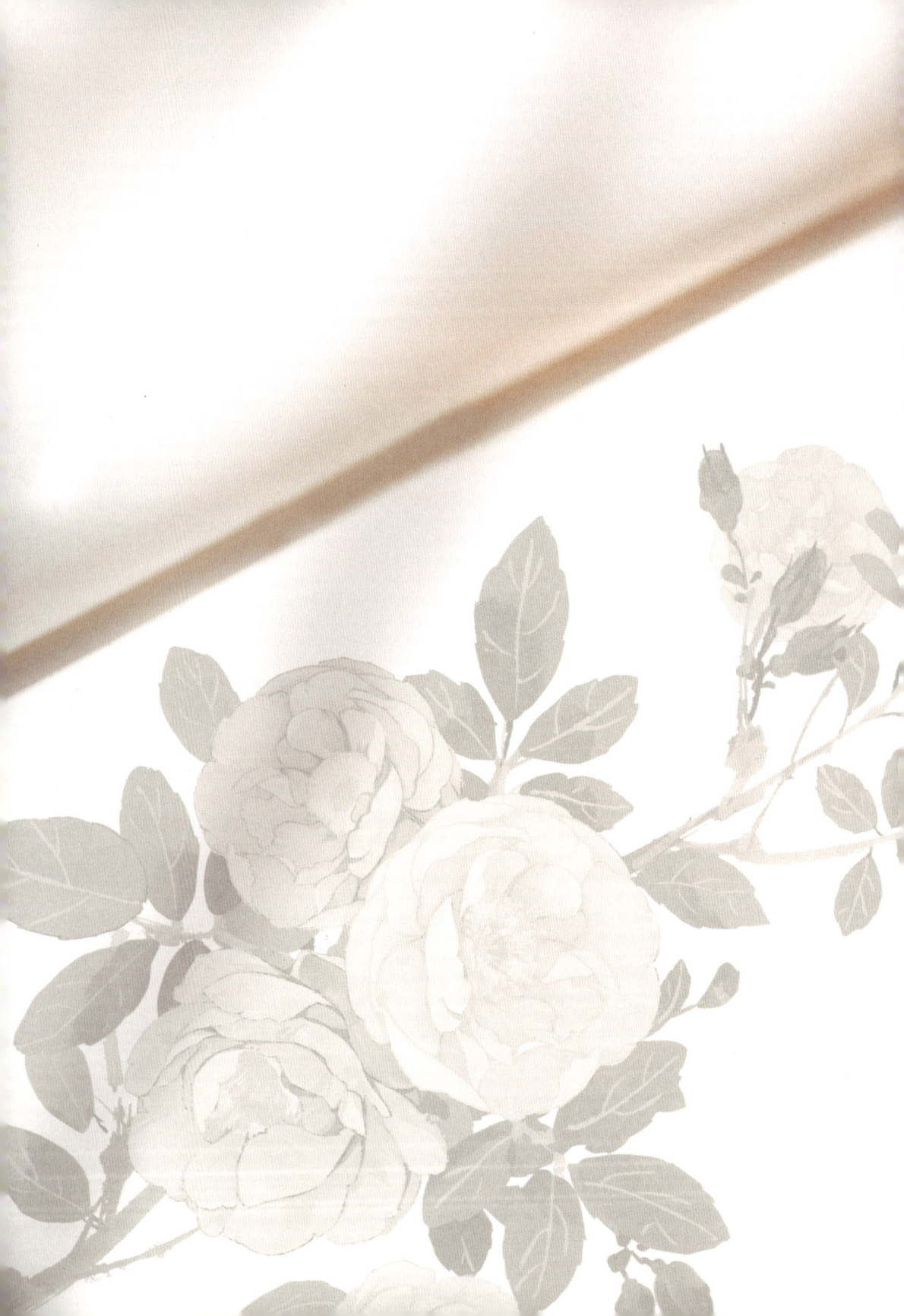

玫瑰花
Mei gui hua

纯洁／爱情／美好

玫瑰

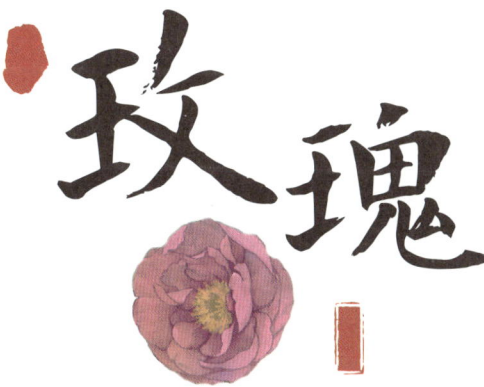

ROSAE
RUGOSAE FLOS

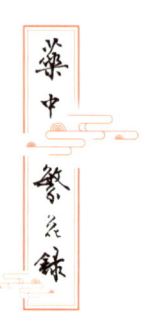

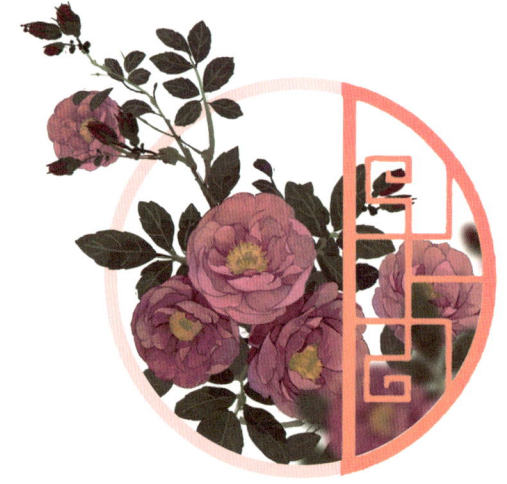

花之寓意

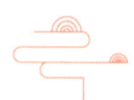

　　玫瑰花自古象征爱与美，是爱情的经典图腾。在古希腊神话中，玫瑰与爱神阿佛洛狄忒相连，寓意热情与浪漫，奠定了其在西方文化中的情感地位。中世纪欧洲，骑士以红玫瑰示爱，巩固了其象征爱情的历史根基。在中国，唐诗宋词中玫瑰虽不如梅、菊出彩，却因其艳丽常被借喻美人，融入东方含蓄的情感表达。玫瑰的刺则暗示爱的代价，融合了甜蜜与苦涩的文化意蕴。从节日赠花到婚礼装饰，它穿越时空，承载着人类对爱与美的永恒追求，成为情感与历史的交织象征。

花之疗愈

来源

玫瑰花为蔷薇科植物玫瑰 Rosa rugosa Thunb. 的干燥花蕾。春末夏初花将开放时分批采摘，及时低温干燥。

药用出处

"玫瑰"一词最早见于公元6世纪吴均所著《西京杂记》，称"乐游园中有自生玫瑰"。玫瑰花药用首载于《食物本草》，之后在历代本草著作有所收录，如《本草正义》曰："玫瑰花，香气最浓，清而不浊，和而不猛，柔肝醒胃，疏气活血，宣通窒滞，而绝无辛温刚燥之弊，断推气分药中，最有捷效，而最为驯良者，芳香诸品，殆无其匹。"

性味归经

性温，味甘，微苦。归肝、脾经。

功效主治

行气解郁，和血，止痛。用于肝胃气痛，食少呕恶，月经不调，跌扑伤痛。

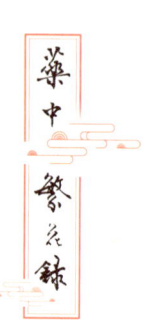

用法用量

煎服，3～6克。

主要药理成分

玫瑰花含有多种挥发油和活性成分。挥发油成分包括芳樟醇、β-香茅醇、香茅醇乙酸酯、牻牛儿醇、苯乙醇、橙花醇等。不同产地的玫瑰油因含量差异呈现独特香气。此外，玫瑰花还富含食用色素、天然染色剂及活性物质，如多酚、黄酮、多糖、蛋白质、花青素和花色苷等。

药理作用

1. 抗氧化和抗炎作用： 玫瑰花中的多酚、黄酮、花青素和花色苷等活性物质具有显著的抗氧化与抗炎作用。多酚和黄酮能有效清除自由基，减轻氧化应激；花青素和花色苷通过抑制炎症因子发挥抗炎效果。挥发油成分如香茅醇和芳樟醇可能进一步增强这些作用。

2. 抗菌和免疫调节作用： 玫瑰花的挥发油、多糖、蛋白质等成分具有抗菌与免疫调节作用。其中，丁香酚等具有广谱抗菌活性，可抑制细菌生长；多糖和蛋白质有助于增强免疫功能，支持机体防御。

3. 降压和助眠作用： 玫瑰花中的香叶醇、玫瑰醚、金合欢醇及其酯类等挥发油成分，以及多酚和黄酮类物质，具有降压与助眠作用。这些成分通过调节生理机制促进血管放松，同时舒缓神经，改善睡眠质量。

花开忘忧

玫瑰精油

配方： 玫瑰精油2滴，橄榄油5毫升。

用法： 混合用于身体按摩或皮肤干燥处。

功效： 滋润肌肤，舒缓情绪，促进睡眠。

玫瑰花粉面膜

配方： 玫瑰花粉5克，蜂蜜15克，牛奶适量。

用法： 混合后涂抹面部，15～20分钟后洗净，每周2～3次。

功效： 美白淡斑，滋润肌肤。

玫瑰陈皮枸杞茶

配方： 玫瑰花6克，陈皮4克，枸杞4克。

用法： 煮沸后炖煮10分钟，过滤饮用，每日1次。

功效： 疏肝解郁，养血明目，理气和中。

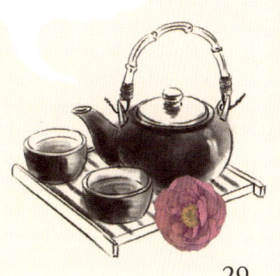

花之语录

玫瑰花

玫瑰花的绽放启示我们，爱情需要用心呵护。它的刺就像生活中的小摩擦，提醒我们在追求爱情的过程中，要学会理解和包容。玫瑰花的精神内涵是勇敢追求爱与美，不畏惧外界的眼光。对于现代人来说，玫瑰花激励我们在面对爱情时要勇敢表达，不要因为害怕受伤而退缩；同时，它也提醒我们要珍惜身边的爱情，用心经营，让爱情像玫瑰一样，在岁月中绽放持久的芬芳。

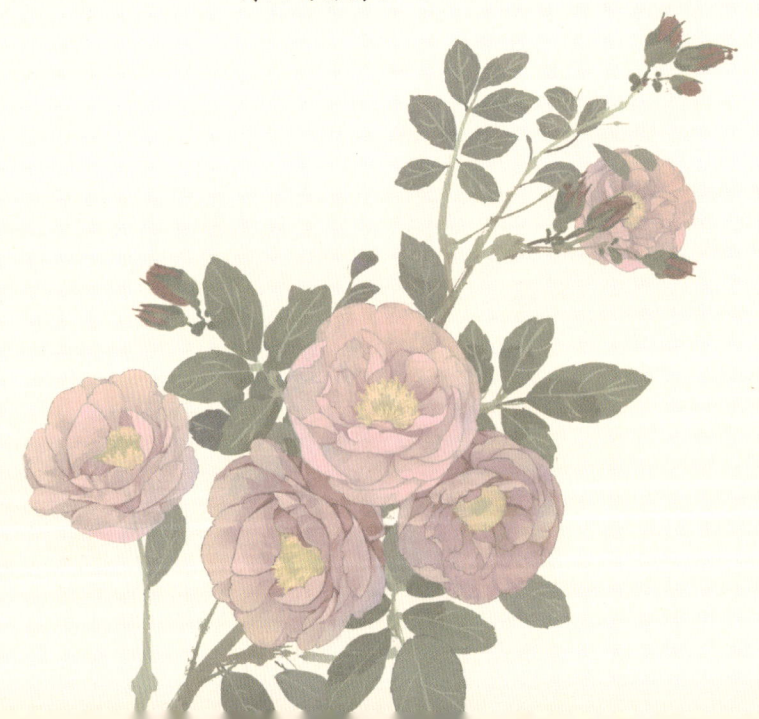

妙笔生花

—— 画一朵属于你的玫瑰花吧。

野菊花
Ye ju hua

纯真／快乐／友情

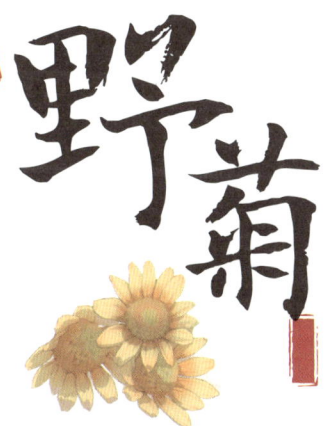

野菊

CHRYSANTHEMI INDICI FLOS

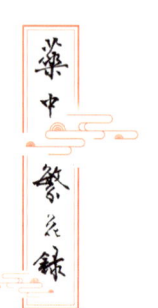

花之寓意

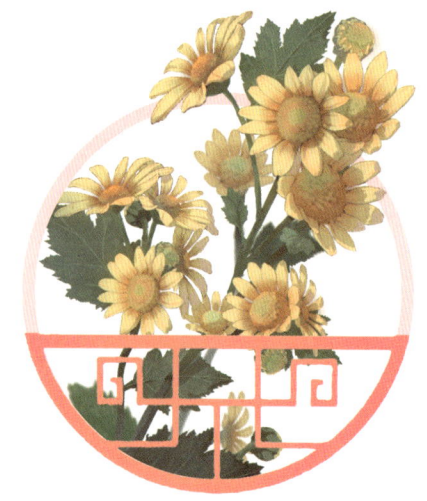

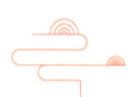

野菊花在中国文化中象征着"纯真、快乐、友情"。它的纯真源于不加修饰的自然之美,朴素中透出生命的顽强。快乐则因其遍布山野的烂漫姿态,给人以清新愉悦之感,寄托了人们对简单生活的向往。友情的意蕴则来自其群生的特性,相互依偎,宛如挚友相伴。从唐诗宋词到民间传说,野菊花以其坚韧与温馨,融入中华情感脉络,成为纯净友爱的文化符号。

花之疗愈

来　源

野菊花为菊科植物野菊 *Chrysanthemum indicum* L. 的干燥头状花序。秋、冬二季花初开放时采摘，晒干，或蒸后晒干。

药用出处

野菊花历史悠久，陶弘景《本草经集注》道："菊有两种：一种茎紫气香而味甘，叶可作羹食者，为真；一种青茎而大，作蒿艾气。味苦不堪食者，名苦薏，非真。"苦薏即野菊花，入药见于唐代《本草拾遗》，正式更名为"野菊花"见于五代时的《日华子本草》。

性味归经

性微寒，味苦、辛。归肝、心经。

功效主治

清热解毒，泻火平肝。用于疔疮痈肿，目赤肿痛，头痛眩晕。

用法用量

煎服，9～15克。外用适量，煎汤外洗或制膏外涂。

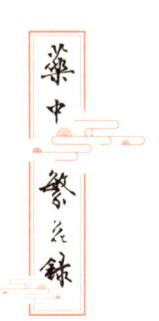

主要药理成分

野菊花的主要药理成分包括黄酮类、苯丙素类及其他酚酸类、萜类及挥发油类、螺缩酮烃类、多糖类及甾体类等。此外，野菊花还含有 β-谷甾醇、β-胡萝卜素、维生素及微量元素等。

药理作用

1. 抗氧化和抗炎作用：野菊花中的黄酮类（如木犀黄酮苷、木犀草素）、多糖类及苯丙素类（如绿原酸）具有显著抗氧化与抗炎作用。黄酮类和多糖清除活性氧自由基，减轻氧化应激；绿原酸及咖啡酰奎尼酸类通过抑制炎症因子发挥抗炎效果。

2. 清热解毒和抗菌作用：黄酮类（如蒙花苷）和苯丙素类（如绿原酸、3,5-二咖啡酰奎尼酸）是野菊花清热解毒的主要成分，具有抗菌作用。挥发油中的单萜、倍半萜等进一步增强抗菌活性，可抑制细菌生长，支持解毒功效。

3. 保肝和抗肿瘤作用：野菊花的萜类（如野菊花内酯）、多糖类等成分具有保肝与抗肿瘤作用。萜类可抑制肝脏氧化应激，保护肝功能；多糖类通过抗氧化机制发挥抗肿瘤活性，提升整体健康效益。

野菊花茶

配方：野菊花 5 克，金银花 3 克，冰糖适量。

用法：将野菊花和金银花一同放入杯中，倒入沸水泡 5~10 分钟，适量加入冰糖调味即可。

功效：清热解毒，消肿利咽。

野菊花香包

配方：野菊花 20 克，迷迭香 5 克，艾草 3 克。

用法：将干燥的野菊花、迷迭香和艾草混合后装入透气布袋中，放置衣柜、鞋柜或车内等处。

功效：抗菌防霉，净化除浊，驱虫避秽。

野菊花泡浴

配方：野菊花 10 克，海盐 200 克，薰衣草精油 2~3 滴。

用法：将干燥野菊花的花瓣与海盐混合，加入薰衣草精油。每次泡澡时取适量加入热水中，泡脚或泡澡皆宜。

功效：安神助眠，缓解疲劳。

花开忘忧

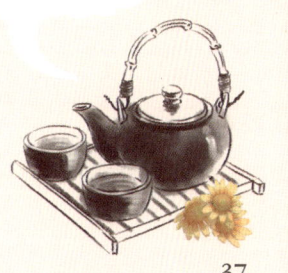

花之语录

野菊花

野菊花的一生,是自由与坚韧的写照。它生长在荒野,不被束缚,告诉我们要勇敢追求自由的生活,不被世俗的规则所禁锢。其精神内涵在于坚韧,无论遇到多少困难,都能保持乐观向上的态度。对于现代人来说,野菊花是一种心灵的慰藉,在忙碌的都市生活中,提醒我们不要忘记内心对自由的渴望,要像它一样,在困境中保持坚韧,在自由中寻找真实的自己。

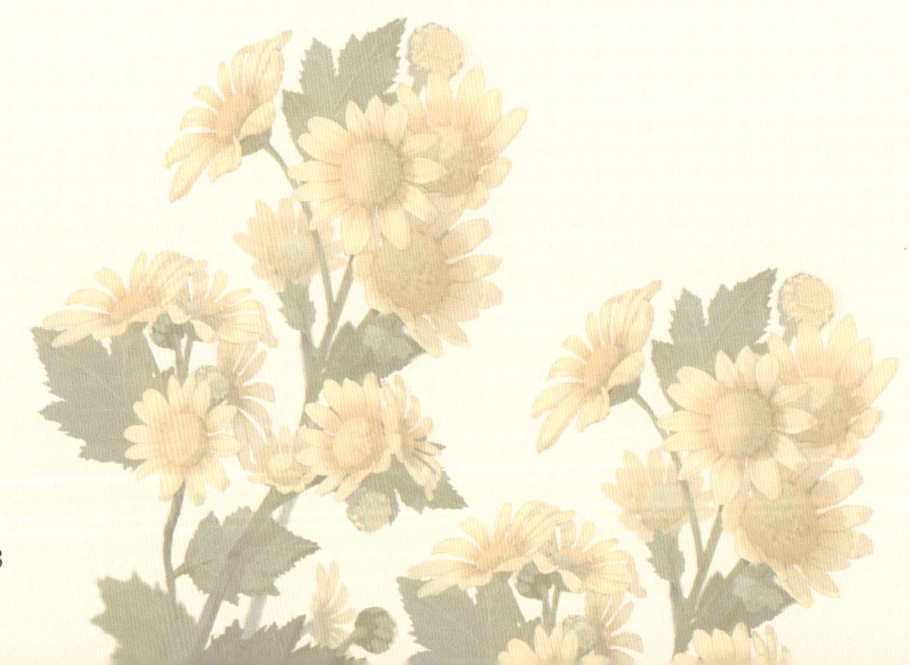

妙笔生花

——画一朵属于你的野菊花吧。

月季花
Yue ji hua

幸福／美艳／光荣

月季

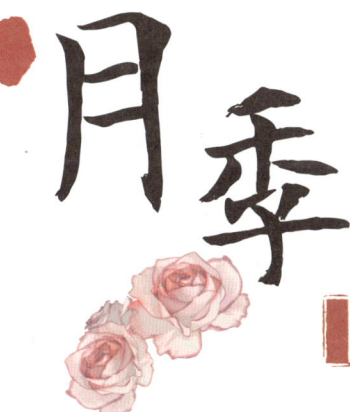

ROSAE
CHINENSIS
FLOS

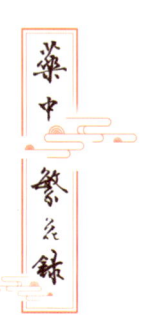

花之寓意

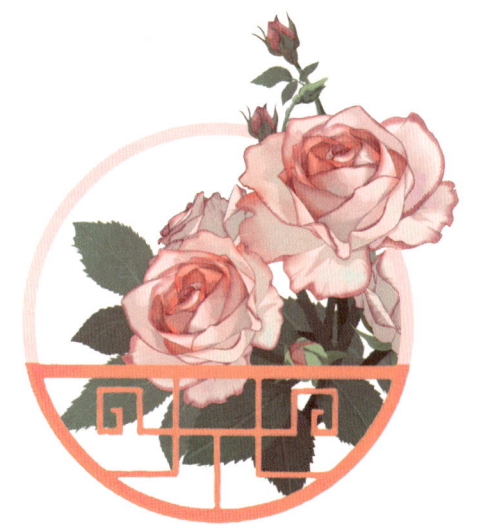

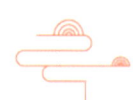

　　月季花象征着"幸福、美艳、光荣",在中国文化中被誉为"花中皇后"。从文化上看,自唐代起,月季花因其四季常开而备受推崇,常见于诗词与园林,寓意生生不息的幸福。情感上,其艳丽的花姿寄托了人们对美好生活的向往和对爱情的热烈表达,民间常以月季花赠人,传递喜悦与祝福。历史上,月季花见证了宋代花卉培育的繁荣至近代园艺的发展的传承。如今,月季花不仅是自然的瑰宝,更是情感与文明的精神符号,绽放着中华文化的独特魅力。

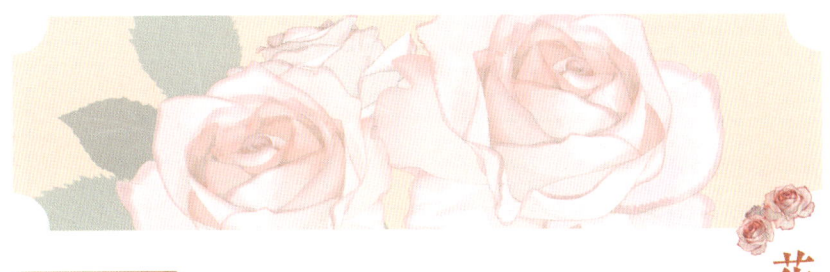

花之疗愈

来　源

月季花为蔷薇科植物月季花 *Rosa chinensis* Jacq. 的干燥花。全年均可采收，花微开时采摘，阴干或低温干燥。

药用出处

月季花原产于我国，有两千多年的栽培历史。在李时珍所著的《本草纲目》中有月季花药用功效的记载："活血，消肿，敷毒。"

性味归经

性温，味甘。归肝经。

功效主治

活血调经，疏肝解郁。用于气滞血瘀，月经不调，痛经，闭经，胸胁胀痛。

用法用量

煎服，3～6克。

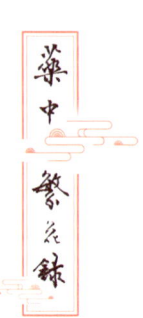

主要药理成分

月季花的主要药理成分包括黄酮类、酚酸类、萜类、挥发油类及其他化合物。黄酮类以槲皮素、山柰酚、异槲皮苷及多种糖苷为主。酚酸类含绿原酸、没食子酸、香草酸等8种以上成分。萜类包括单萜、倍半萜（如环桉烯醇）及三萜（如齐墩果酸、熊果酸）。挥发油含少量单萜和倍半萜，另有香豆素类、β-谷甾醇及色素等成分。

药理作用

1. 抗氧化作用： 月季花的黄酮类（如槲皮素、山柰酚）、酚酸类（如没食子酸）及色素具有显著抗氧化作用。黄酮类清除1,1-二苯基-2-三硝基苯肼、羟基自由基及超氧阴离子自由基，优于维生素C。色素可增强超氧化物歧化酶活性，降低丙二醛，保护细胞免受氧化损伤。

2. 抗肿瘤作用： 月季花中的黄酮类（如槲皮素）、酚酸类（如没食子酸）及苷类化合物具有抗肿瘤作用。槲皮素诱导肝癌、乳腺癌等肿瘤细胞凋亡，抑制肿瘤细胞增殖。没食子酸通过调节JAK/STAT3通路抑制肺癌细胞生长，提升抗癌效果。

3. 神经保护和抗疲劳作用： 月季花总黄酮及色素具有神经保护与抗疲劳作用。总黄酮降低脑缺血再灌注后一氧化氮合酶、一氧化氮水平，减轻脑水肿。色素提高体内抗氧化酶活性，可延长运动耐力，缓解疲劳。

月季花茶

配方： 月季花5克，玫瑰花3克，蜂蜜适量。

用法： 将月季花和玫瑰花一同放入杯中，倒入沸水泡5~10分钟，待稍凉后加入适量蜂蜜调味。

功效： 理气活血，缓解疲劳。

月季花面膜

配方： 新鲜月季花瓣10克，蜂蜜15克，酸奶15克。

用法： 将月季花瓣捣碎成泥状，与蜂蜜和酸奶混合均匀，敷在脸上15~20分钟后洗净。

功效： 润肤养颜。

月季花香包

配方： 月季花瓣20克，薄荷叶5克，薰衣草3克。

用法： 将干燥的月季花瓣、薄荷叶和薰衣草混合后装入小布袋中，放在衣柜、枕头旁或车内。

功效： 净化空气，芳香提神。

花开忘忧

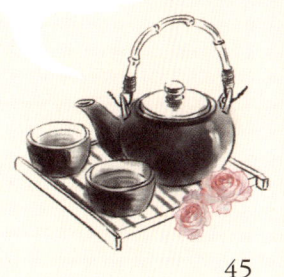

花之语录

月季花

月季花四季绽放蕴含着人生哲理，它告诉我们只要坚持不懈，就能收获美好。其精神内涵是对生活的热爱和对希望的坚守。对于现代人来说，月季花激励我们在面对生活的琐碎和压力时，要保持积极乐观的心态，持之以恒地追求自己的目标。无论生活多么平淡，都要像月季花一样，绽放出属于自己的光彩，让生活充满希望和美好。

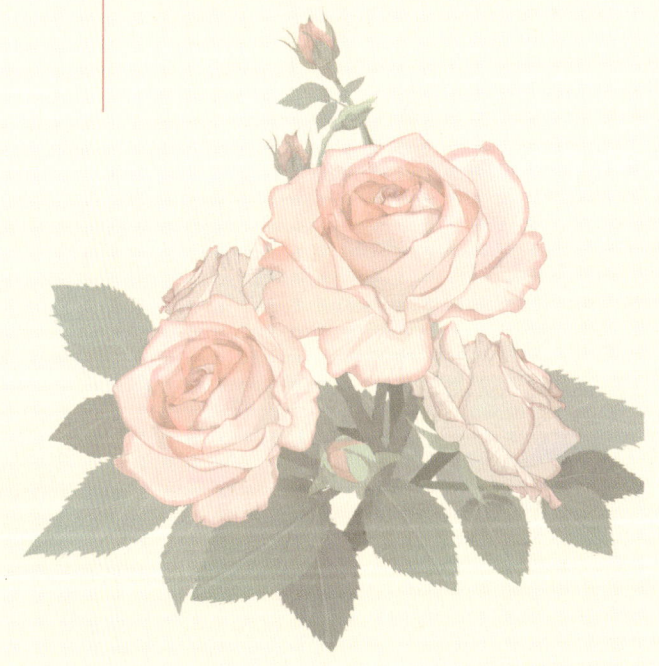

妙笔生花

——画一朵属于你的月季花吧。

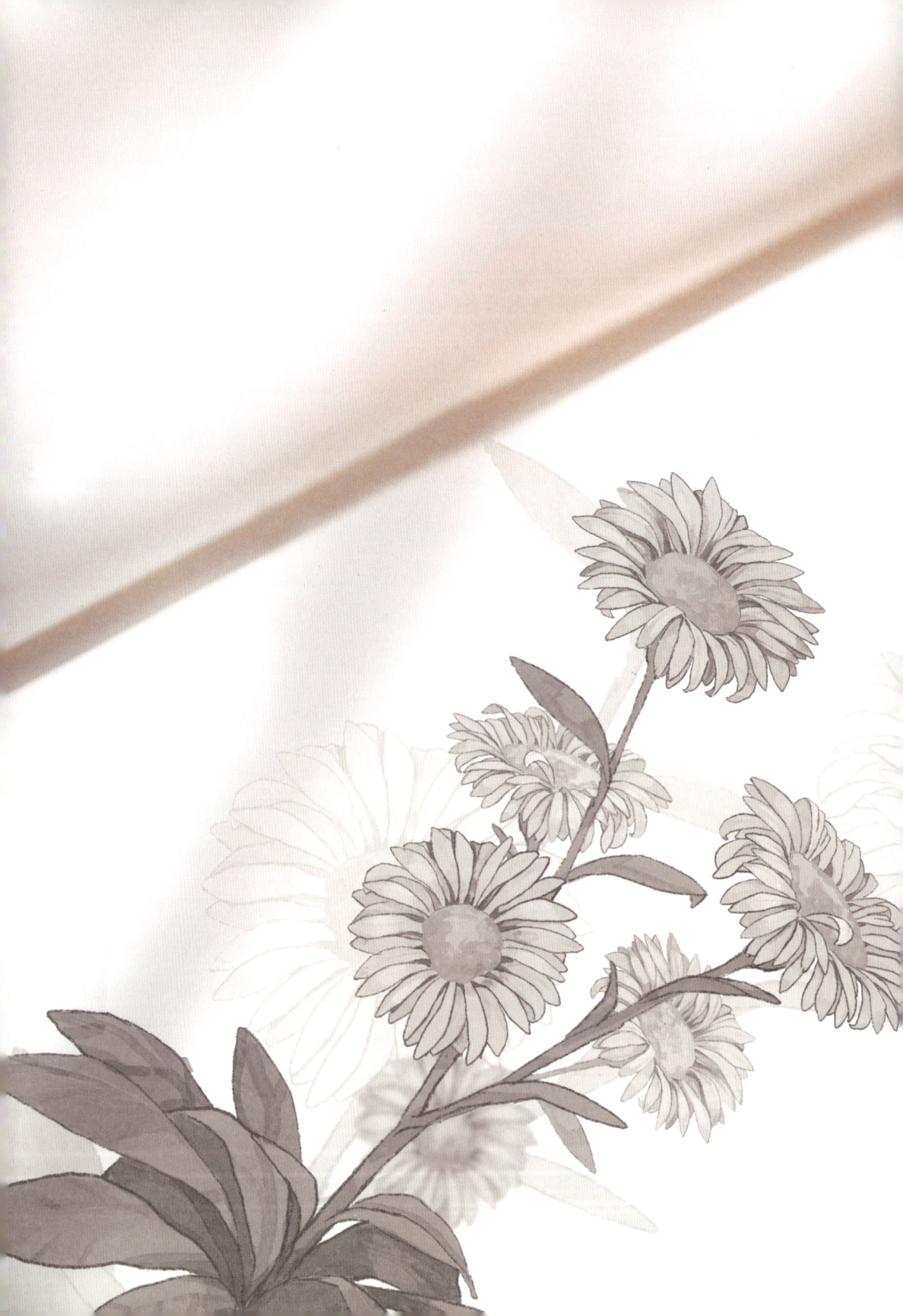

灯盏花

希望／光明

Deng zhan hua

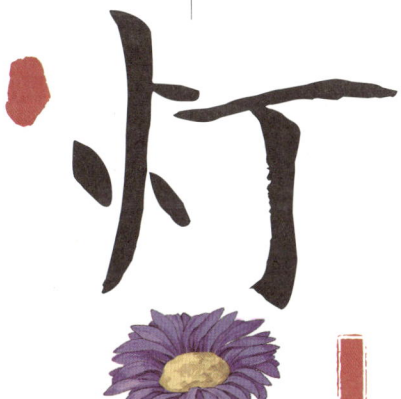

ERIGERONTIS HERBA

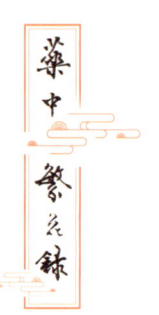

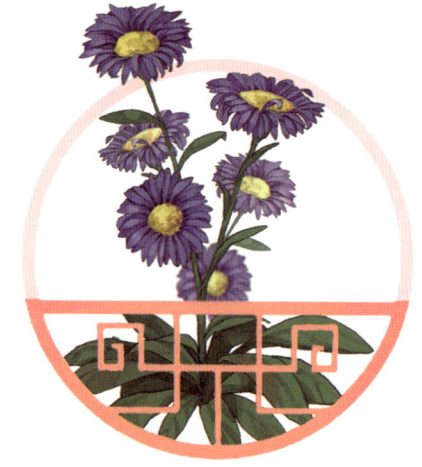

花之寓意

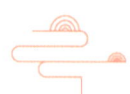

  灯盏花的花朵呈杯状，花色多为黄色或白色，盛开时形似灯盏，故名之。灯盏花的花语为"希望"和"光明"。灯盏花，小巧而夺目，在文化寓意中，它宛如暗夜明灯，代表着希望与光明。在一些少数民族文化里，它被视为带来好运和福祉的象征，承载着人们对未来美好生活的祈愿。从情感层面看，灯盏花是人们心中对困境中曙光的期待，也是在艰难时刻的心灵慰藉，给予人们坚持下去的勇气和力量。回顾历史，灯盏花凭借其药用价值，帮助人们缓解病痛，延续希望，成为了守护健康的希望之花。

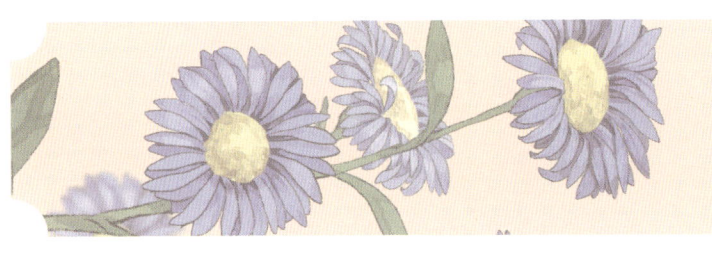

花之疗愈

来　源

灯盏花为菊科植物短莛飞蓬 *Erigeron breviscapus* (Vaniot) Hand.-Mazz. 的干燥全草。夏、秋二季采挖，除去杂质，晒干。

药用出处

灯盏花在古代文献中的最早记录可以追溯到《滇南本草》，"灯盏花，一名灯盏菊，细辛草。味苦、辛，性温。小儿脓耳，捣汁滴入耳内。左瘫右痪，风湿疼痛，水煎，点水酒服"。

性味归经

性温，味辛、微苦。归心、肝经。

功效主治

活血通络止痛，祛风散寒。用于中风偏瘫，胸痹心痛，风湿痹痛，头痛，牙痛。

用法用量

煎服或研末蒸鸡蛋服，9～15克。外用适量。

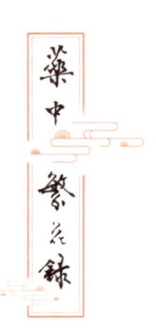

主要药理成分

灯盏花的主要成分为灯盏花乙素，为灯盏花中含量最高的黄酮类化合物，通常含量占总成分的60%以上；芦丁含量相对较低，一般占总成分的10%左右；绿原酸含量约占总成分的5%～10%。香豆素类和挥发油成分，通常以微量存在。

药理作用

1. 抗血小板聚集作用：灯盏花乙素等黄酮类成分能够抑制血小板聚集，降低血栓形成的风险，特别适用于预防心脑血管疾病。

2. 扩张血管作用：灯盏花中的活性成分能够扩张血管，降低外周血管阻力，从而改善血液循环，增加脑部和心脏的供血量。

3. 抗炎作用：灯盏花的香豆素类和黄酮类成分具有显著的抗炎效果，能够减轻血管和组织的炎症反应。

4. 抗氧化作用：灯盏花含有多种抗氧化成分，如绿原酸和芦丁，能够清除自由基，减少氧化应激损伤，保护细胞健康。

5. 神经保护作用：灯盏花乙素和其他黄酮类物质对神经细胞具有保护作用，能够减轻缺血性损伤，适合中风后恢复治疗。

6. 改善微循环作用：灯盏花可改善微血管的血流状态，增强组织供氧，对脑供血不足、动脉硬化等有辅助治疗作用。

灯盏花茶

配方： 灯盏花 5～10 克。

用法： 将干燥的灯盏花放入茶壶中，加入 500 毫升热水，浸泡 5～10 分钟后饮用。

功效： 清热解毒。

灯盏花香薰

配方： 灯盏花 3 克，基础油（如甜杏仁油）5 滴。

用法： 将干燥的灯盏花放入香薰灯中，滴入基础油，点燃蜡烛加热，使香气散发。

功效： 舒缓情绪，助眠安神。

灯盏花浴

配方： 灯盏花 30 克。

用法： 将灯盏花放入浴缸中，浸泡。

功效： 舒筋活络，缓解压力。

花开忘忧

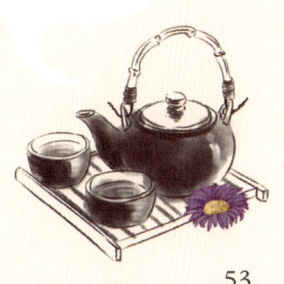

花之语录

灯盏花

　　灯盏花的生长历程，是对希望与光明的执着追求。它在山间角落努力绽放，无论环境如何恶劣，都向着阳光生长，启示我们人生之路即便布满荆棘，也不能放弃对希望的坚守。其精神内涵在于永不言败，始终以积极向上的姿态迎接生活。对于现代人而言，在面对生活的压力与挫折时，灯盏花就像无声的鼓励，提醒我们要保持乐观，相信困境只是暂时的，只要心怀希望，就一定能迎来光明。

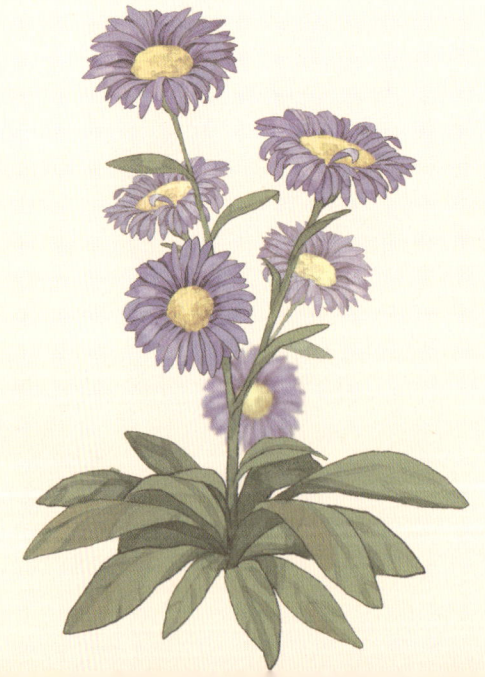

妙笔生花 —— 画一朵属于你的灯盏花吧。

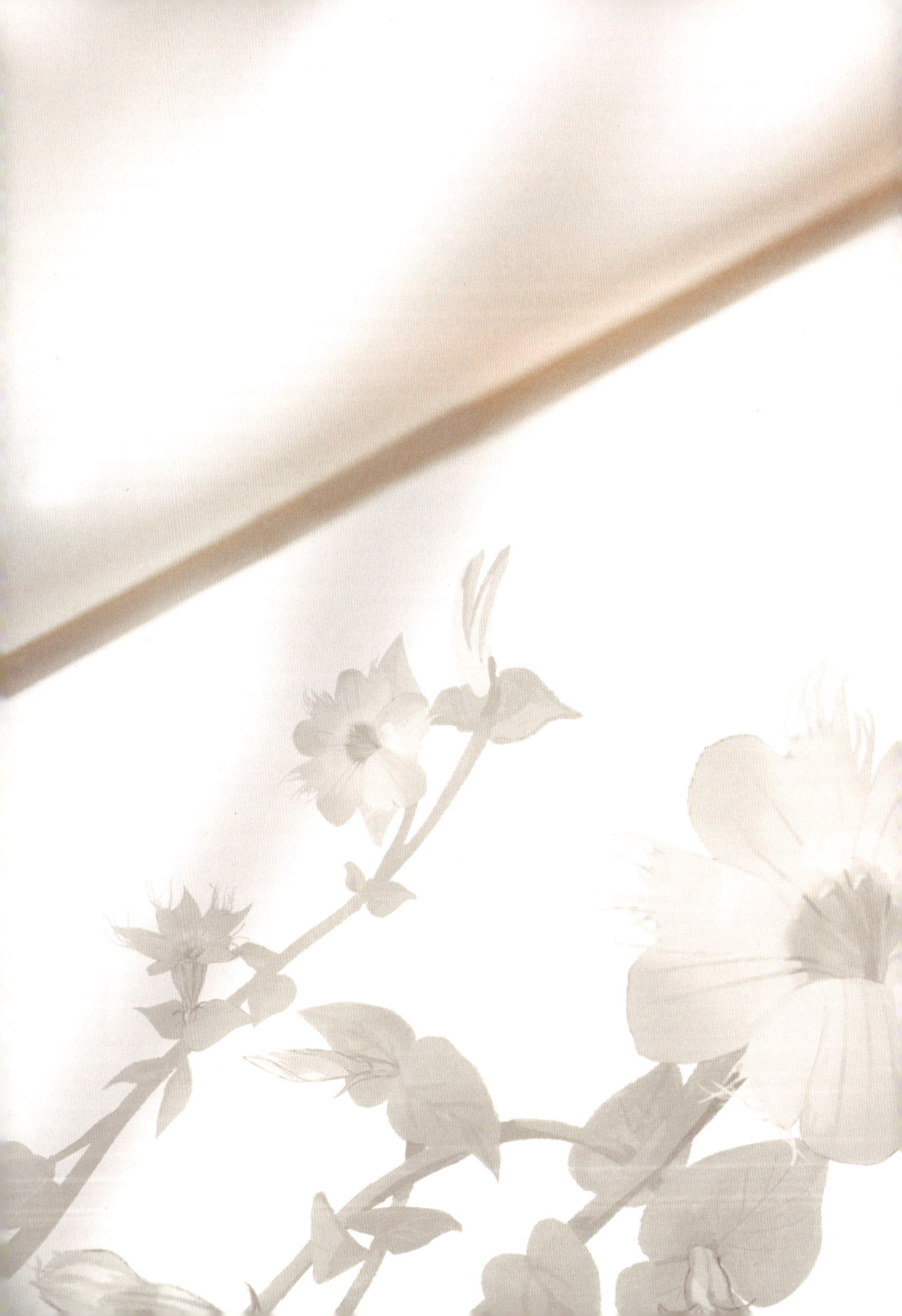

红花龙胆

深沉／忧伤

Hong hua long dan

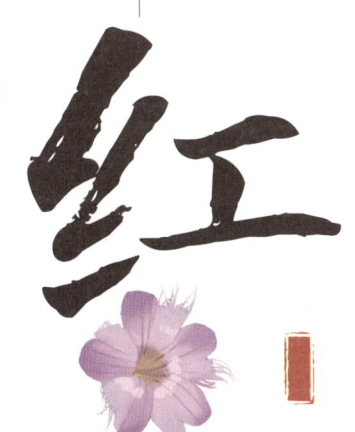

GENTIANAE
RHODANTHAE
HERBA

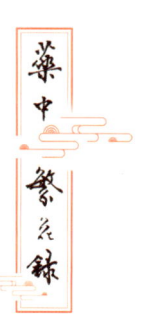

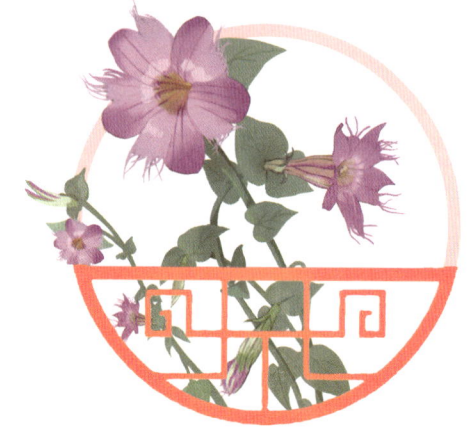

花之寓意

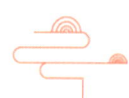

  红花龙胆，那一抹艳丽却又带着几分静谧的色彩，在文化寓意中，宛如一位藏着心事的墨客，诉说着深沉的情感与不为人知的故事。在传统的民间传说里，它常常与离别、思念相连，承载着人们难以言说的忧伤情愫。从情感层面看，当人们面对无法释怀的过往，或是陷入无尽的思念时，红花龙胆便成为了这种深沉、忧伤情感的寄托。它静静地绽放，像是在默默承受着万般哀愁。

花之疗愈

来　源

红花龙胆为龙胆科植物红花龙胆 Gentiana rhodantha Franch. 的干燥全草。秋、冬二季采挖，除去泥沙，晒干。

药用出处

红花龙胆的药用记载见于《本草纲目》《滇南本草》等传统中医药典籍。其根和全草均被作为中药使用，主要用于清热解毒、退黄利湿，适用于治疗肝胆湿热、黄疸、湿疹等病证。在《本草纲目》中，红花龙胆被描述为一种苦寒之药，能够清热泻火、利湿解毒，尤其对肝、胆经的湿热症状疗效显著。

性味归经

性寒，味苦。归肝、胆经。

功效主治

清热除湿，解毒，止咳。用于湿热黄疸，小便不利，肺热咳嗽。

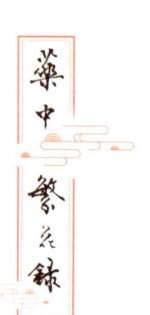

用法用量

煎服，9～15克。

主要药理成分

红花龙胆中已分离出90余种化合物，包括黄酮类、环烯醚萜类、酮类、三萜类、苯甲酸碳苷类、单萜类、甾醇类、酚酸类、木脂素和吡喃酮等。

药理作用

1. 抗炎和抗菌作用： 红花龙胆含有多种活性成分，如环烯醚萜类、黄酮类化合物等。这些成分具有抗炎作用，能够抑制细菌和真菌的生长，尤其对金黄色葡萄球菌、大肠杆菌等有较好的抗菌效果。

2. 保肝作用： 红花龙胆中的龙胆苦苷等成分具有保护肝脏的功能，有助于促进肝细胞再生，减少肝脏炎症及毒性损伤，对乙型病毒性肝炎等有一定辅助治疗作用。

3. 免疫调节作用： 红花龙胆中的某些活性成分能够增强白细胞和巨噬细胞活性，提高机体的免疫力。

4. 抗氧化作用： 红花龙胆富含抗氧化物质，可以清除自由基，延缓细胞衰老，并在一定程度上预防与氧化损伤相关的慢性病。

5. 降血糖和降血脂作用： 红花龙胆的芒果苷等成分，能降低血糖和血脂，对高血糖和高血脂的患者有一定的辅助调节作用，有助于心血管健康。

红花龙胆茶

配方： 红花龙胆 5～10 克。

用法： 将干燥的红花龙胆放入茶壶中，加入 500 毫升热水，浸泡 5～10 分钟后饮用。

功效： 清热解毒。

红花龙胆炖鸡

配方： 红花龙胆 10 克，鸡肉 500 克，姜片、葱、盐适量。

用法： 将鸡肉洗净切块，与红花龙胆、姜片、葱一起放入炖锅，加水炖煮 1～2 小时，最后加盐调味。

功效： 清热补虚。

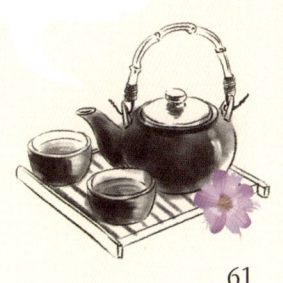

花之语录

红花龙胆

　　红花龙胆的一生，恰似一首饱含深情的悲歌。它在角落里独自绽放，将深沉的情感默默藏于花蕊之中，启示我们人生并非总是一帆风顺，那些无法言说的忧伤也是生命的一部分。其精神内涵在于对情感的真挚守护，即便忧伤，也毫不掩饰。对于现代人而言，在快节奏的生活中，我们总是试图逃避负面情绪，而红花龙胆提醒我们，要正视内心的忧伤，学会与自己和解。它教会我们在忧伤中沉淀，在深沉的情感里领悟生命的真谛，让那些曾经的伤痛，成为我们成长路上的宝贵财富。

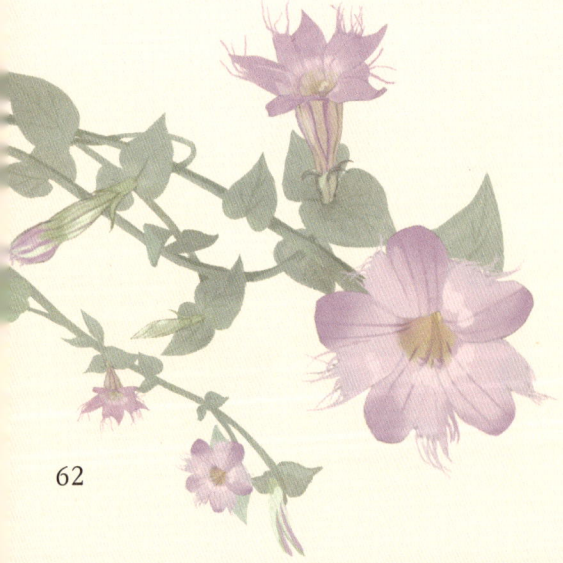

妙笔生花

画一朵属于你的红花龙胆吧。

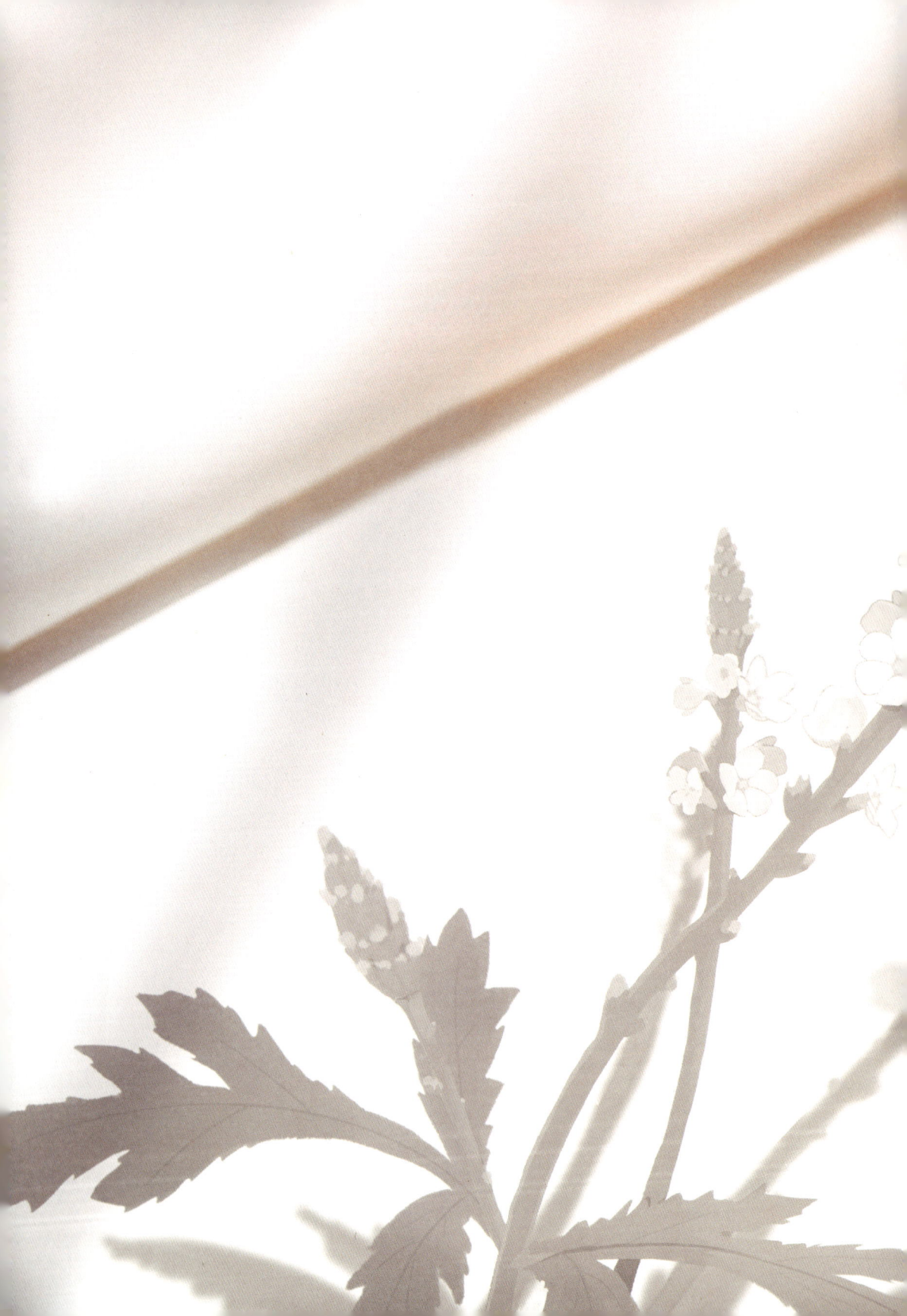

马鞭草

信念／希望／坚韧

Ma bian cao

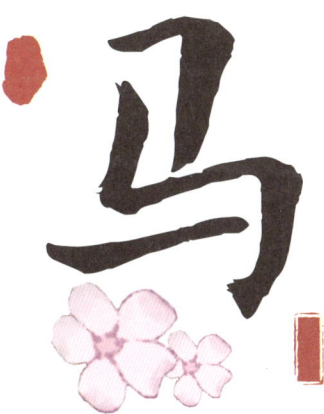

VERBENAE HERBA

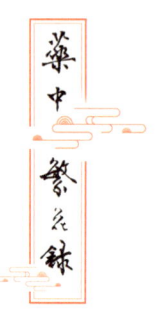

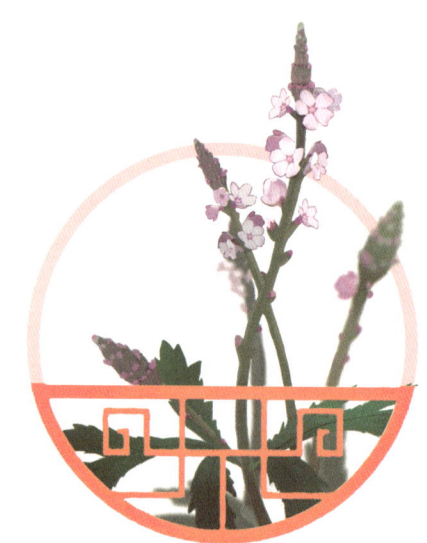

花之寓意

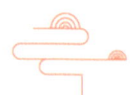

马鞭草，细长的茎秆上簇拥着淡紫色的小花，看似柔弱，却蕴含着强大的力量。在西方文化中，它被视为神圣之物，象征着坚定的信念，承载着人们对信仰的执着追求。从情感层面来讲，马鞭草寄托着人们对美好生活的希望，当生活陷入困境，人们看到它便如同看到了曙光，坚信未来会更加美好。在历史的长河中，马鞭草经历了无数次的风雨洗礼，始终顽强生长，见证着岁月的变迁，它以坚韧不拔的生命力，激励着一代又一代的人在困境中坚守。

来　　源

马鞭草为马鞭草科植物马鞭草 Verbena officinalis L. 的干燥地上部分。6～8月花开时采割，除去杂质，晒干。

药用出处

马鞭草药用最早记载见于《名医别录》，"味苦，微寒，无毒。主下部䘌疮"。

性味归经

性凉，味苦。归肝、脾经。

功效主治

活血散瘀，解毒，利水，退黄，截疟。用于癥瘕积聚，痛经经闭，喉痹，痈肿，水肿，黄疸，疟疾。

用法用量

煎服，5～10克。

主要药理成分

马鞭草富含挥发油（如柠檬烯）、黄酮类（如槲皮素）、三萜类（如熊果酸）、鞣质类（如没食子酸）、酚酸类（如咖啡酸）等化学成分。

花之疗愈

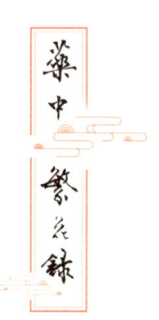

> 【药理作用】

1. 抗炎作用：马鞭草的多种成分，如马鞭草苷、黄酮类和三萜类化合物，能够抑制炎症介质的产生，减少炎症反应，在抗炎方面发挥作用。

2. 镇痛作用：马鞭草提取物具有显著的镇痛效果。其活性成分能够作用于中枢神经系统，缓解疼痛，这主要与马鞭草中黄酮类和苯丙素类化合物有关。

3. 抗菌和抗病毒作用：马鞭草的挥发油、酚酸类和鞣质类成分对多种细菌和病毒有抑制作用，尤其是对某些革兰氏阳性菌和革兰氏阴性菌具有显著的抗菌效果。

4. 保肝作用：马鞭草提取物具有保肝作用，尤其在治疗肝炎和肝纤维化方面效果显著。马鞭草苷和黄酮类成分可以减少肝细胞损伤，抑制肝纤维化进程。

5. 抗氧化作用：马鞭草富含抗氧化成分，如黄酮类、酚酸类和马鞭草苷，能够清除体内自由基，减少氧化应激，从而在抗衰老、保护心血管系统等方面发挥作用。

6. 免疫调节作用：马鞭草中的苯丙素类化合物在调节免疫细胞活性和抗体生成方面有一定的促进作用，能够增强机体免疫力，调节免疫系统平衡。

7. 利尿和消肿作用：马鞭草中含有马鞭草苷、黄酮类、三萜类、酚酸类等多种成分，具有一定的利尿作用，可以增加尿液排出，有助于缓解水肿。

马鞭草茶

配方： 马鞭草 5～10 克。

用法： 将马鞭草放入茶壶中，加入 500 毫升热水，浸泡 5～10 分钟后饮用。

功效： 清热解毒，缓解感冒。

马鞭草香薰

配方： 马鞭草 5 克，基础油（如甜杏仁油）6 滴。

用法： 将干燥的马鞭草放入香薰灯中，加入基础油，加热散发香气。

功效： 舒缓压力，清新空气，改善情绪。

马鞭草拌豆腐

配方： 马鞭草 5 克，豆腐 200 克，蒜末、酱油、香油适量。

用法： 将马鞭草煮水焯烫后切碎，豆腐切块焯水后放入盘中，加入马鞭草、蒜末、酱油和香油拌匀即可。

功效： 清热利湿，开胃消暑。

花开忘忧

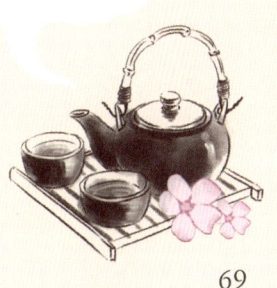

花之语录

马鞭草

马鞭草的生长历程，是一部关于信念、希望与坚韧的奋斗史。它不择土壤，不惧风雨，在任何环境中都努力扎根生长，告诉我们只要心怀信念，就没有克服不了的困难。其精神内涵在于无论面对多大的挫折，都能保持对希望的向往，坚定不移地朝着目标前行。在现代社会中，充满挑战与竞争的环境让人们时常会感到迷茫和疲惫。马鞭草提醒我们，要坚守内心的信念，相信希望永远存在，用坚韧的毅力去战胜生活中的一切困难，让信念的力量引领我们走向成功的彼岸。

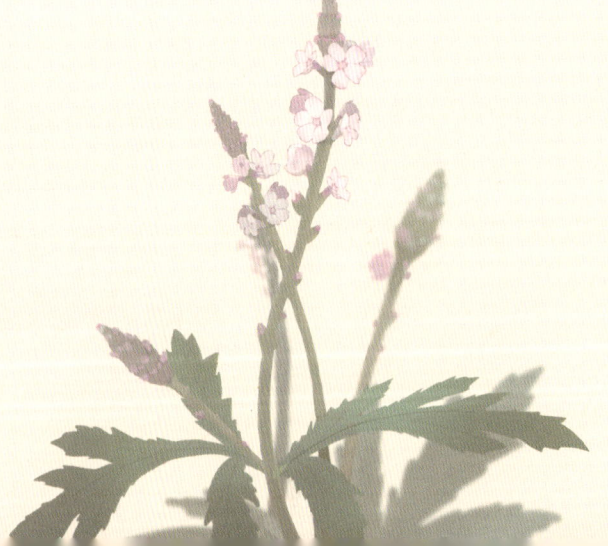

妙笔生花

——画一朵属于你的马鞭草吧。

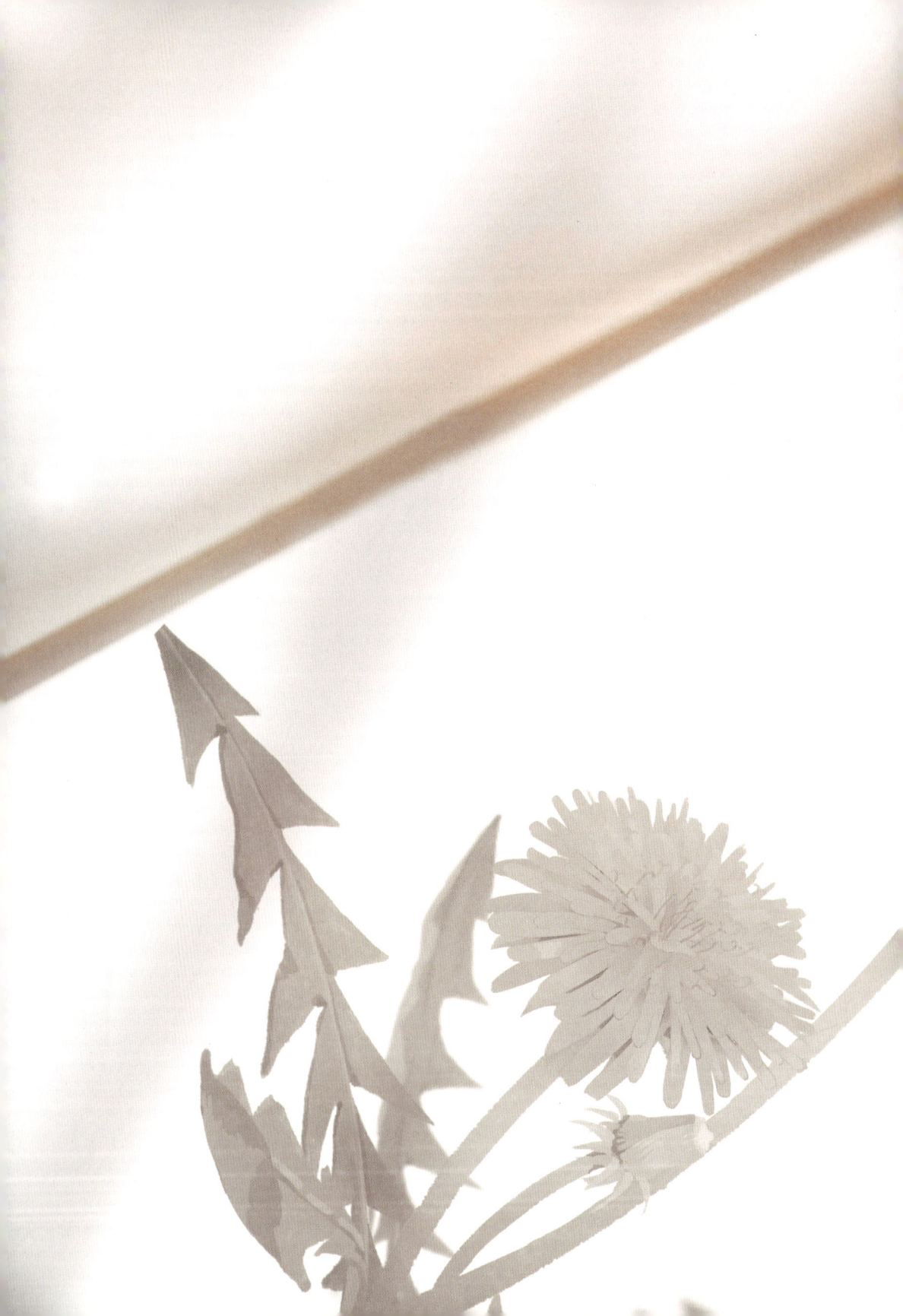

蒲公英
Pu gong ying

分离／开朗／放飞自我

蒲

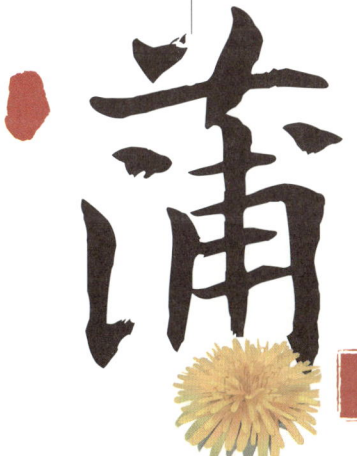

TARAXACI HERBA

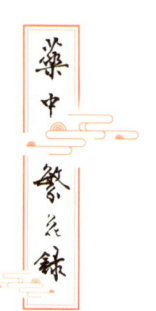

花之寓意

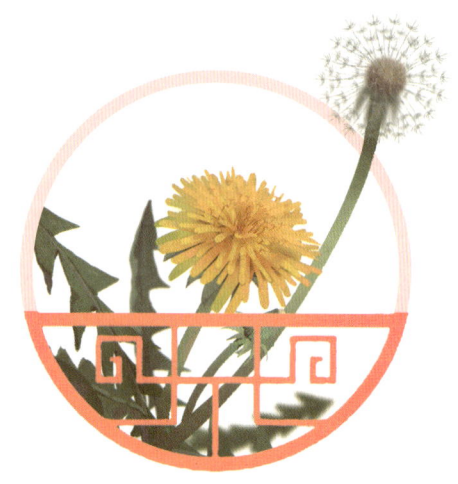

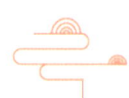

  蒲公英,又称为黄花地丁、婆婆丁,是一种多年生草本植物。蒲公英轻盈的小伞状种子在微风中飘散,充满诗意却又带着淡淡的惆怅。在文化寓意里,它是分离与新生的独特象征。许多文学作品中,常借蒲公英种子的飘散,隐喻人生的离别与漂泊,人们在分别之际,看到蒲公英便会联想到即将踏上不同旅程的自己和亲友。从情感层面讲,蒲公英也代表着一种乐观开朗的心态。尽管面临分离,但它的种子却能无畏地随风远去,像是在告诉人们,要以积极的心境面对生活中的聚散离合。在历史的记忆里,蒲公英自由生长,无论荒野还是路边,都能看到它的身影,它不受拘束,放飞自我,勇敢地探索未知,成为了追求自由与无拘无束生活的精神寄托。

花之疗愈

来　源

蒲公英为菊科植物蒲公英 *Taraxacum mongolicum* Hand.-Mazz.、华蒲公英 *Taraxacum sinicum* Kitag. 或同属数种植物的干燥全草。春至秋季花初开时采挖，除去杂质，洗净，晒干。

药用出处

蒲公英正式入药首载于唐代的《新修本草》，"主妇人乳痈肿，水煮汁饮之，及封之，立消"。明代的《本草纲目》进一步详细描述了蒲公英的药用价值，认为其具有清热解毒、通乳、利湿等多种功效。

性味归经

性寒，味苦、甘。归肝、胃经。

功效主治

清热解毒，消肿散结，利尿通淋。用于疔疮肿毒，乳痈，瘰疬，目赤，咽痛，肺痈，肠痈，湿热黄疸，热淋涩痛。

用法用量

煎服，10～15克。

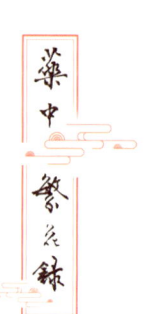

主要药理成分

蒲公英的主要药理成分包括多种活性化合物，反映了其多样的化学组成，共同构成了蒲公英的药理基础。黄酮类化合物包括木犀草素、芹菜素、槲皮素等。多糖类成分有葡萄糖、D-半乳糖和D-阿拉伯糖等。酚酸类化合物有绿原酸、咖啡酸和阿魏酸等。三萜类化合物亦是蒲公英的重要组成部分，包括蒲公英甾醇、β-香树脂醇、羽扇豆醇乙酸酯等。

药理作用

1. 抗炎作用：蒲公英中的黄酮类化合物和三萜类化合物具有显著的抗炎效果，能够抑制炎症因子的释放，对多种炎症反应具有调节作用。

2. 抗氧化作用：蒲公英富含的黄酮类和多酚类化合物（如绿原酸、咖啡酸）能够清除体内自由基，减缓细胞氧化损伤，有助于延缓衰老。

3. 抗菌和抗病毒作用：蒲公英挥发油和多种活性成分对多种病原菌（如金黄色葡萄球菌、大肠杆菌）和病毒（如流感病毒）具有抑制作用，具有广谱抗菌和抗病毒的潜力。

4. 保肝作用：蒲公英中某些成分对肝细胞具有保护作用，能够减轻肝脏的氧化损伤，促进肝脏功能的恢复。

5. 免疫调节作用：蒲公英多糖成分具有增强免疫的作用。其能够激活巨噬细胞和淋巴细胞的活性，提升机体的抗病能力。

蒲公英茶

配方： 蒲公英10克。

用法： 取适量的干燥蒲公英，放入茶杯中，倒入300毫升沸水，闷泡5～10分钟。根据个人口味加入适量的蜂蜜或柠檬调味，即可饮用。

功效： 清热解毒，保肝养颜。

蒲公英香囊

配方： 蒲公英花和叶适量，布袋1个。

用法： 将干燥的蒲公英花和叶放入布袋中，扎紧口袋。可以放在衣柜、车内或床头柜上。

功效： 驱除虫害，净化环境。

蒲公英炒鸡蛋

配方： 新鲜蒲公英200克，鸡蛋3枚，盐、油适量。

用法： 将蒲公英洗净，切成小段。鸡蛋打散，加少许盐。锅中加油，烧热后倒入鸡蛋炒熟，盛出备用。重新加油，放入蒲公英煸炒，加少许盐，炒熟后倒入炒好的鸡蛋一起翻炒均匀即可。

功效： 清热解毒，健脾益胃。

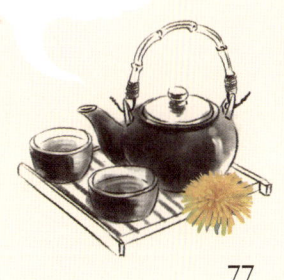

花之语录

蒲公英

蒲公英的一生，是关于分离与成长、自由与豁达的生动诠释。它的种子离开母体，开启独自的旅程，启示我们分离是成长的必经之路，每一次告别都意味着新的开始。其精神内涵在于保持乐观开朗，即便面对未知的前路，也能勇敢放飞自我。对于现代人而言，在忙碌且充满压力的生活中，我们时常被各种束缚所困，难以挣脱。蒲公英提醒我们，要学会放下执念，以豁达的心态面对生活中的变化，勇敢地追求自由的生活，让心灵在放飞中找到真正的归宿，在分离与成长中领悟生命的真谛。

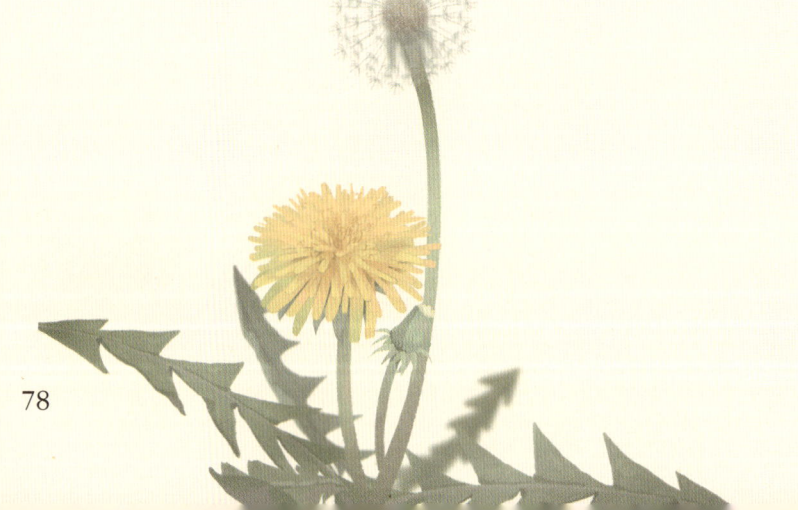

妙笔生花 —— 画一朵属于你的蒲公英吧。

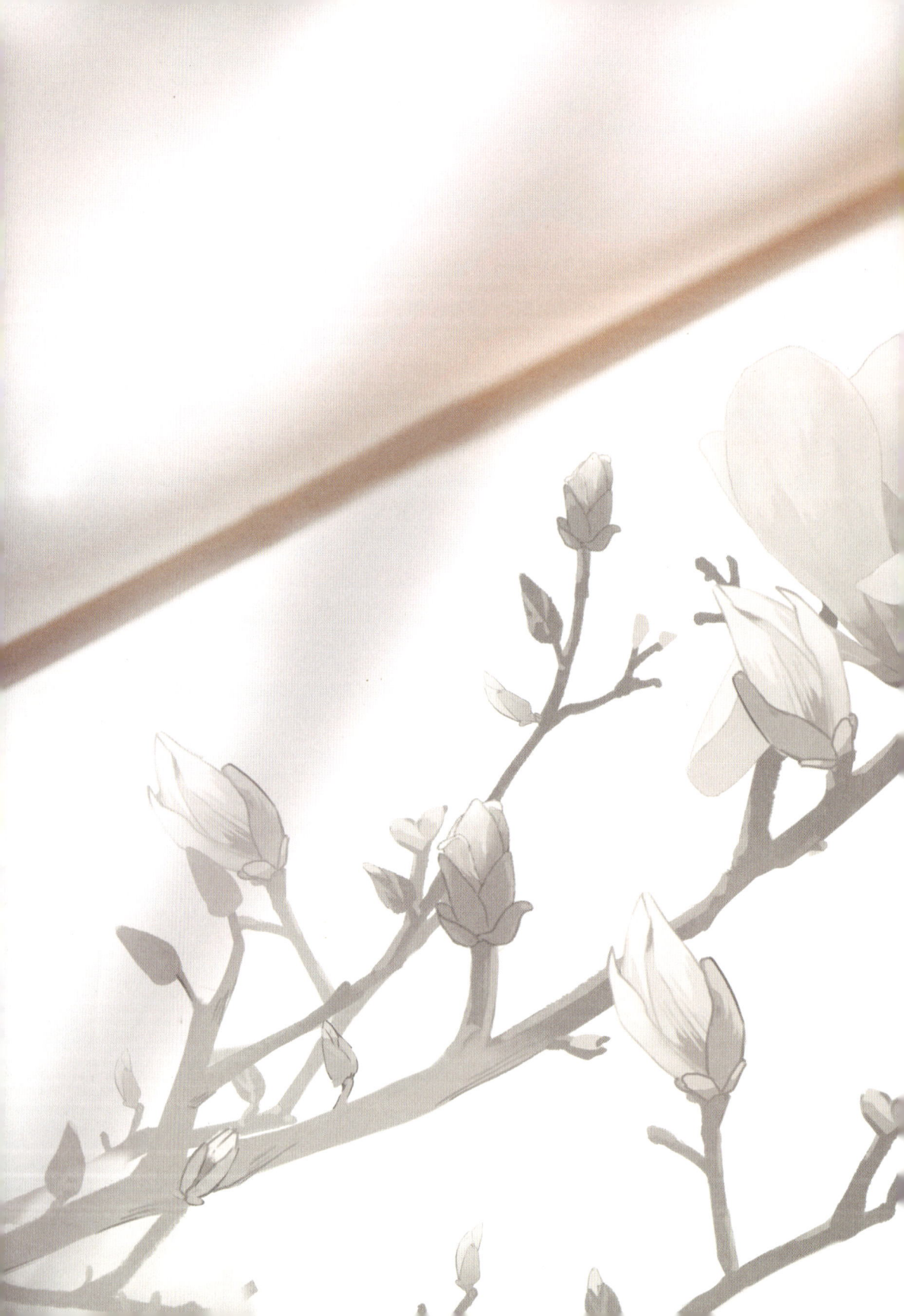

辛 夷
Xin yi

坚定／勇气

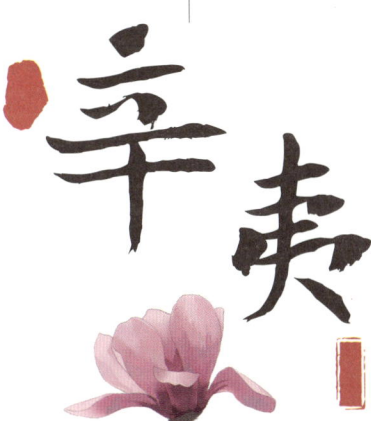

辛夷

MAGNOLIAE FLOS

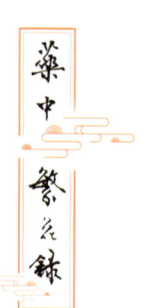

花之寓意

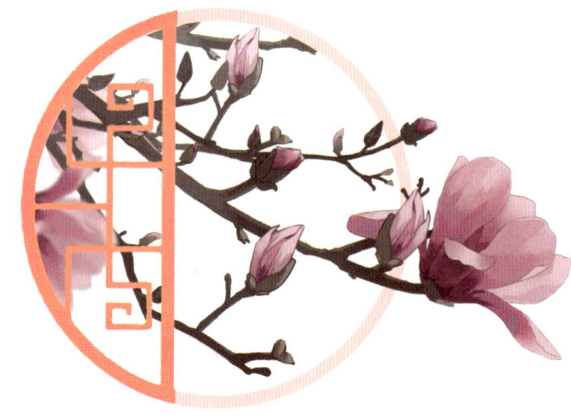

辛夷，又名望春花，早春时节，它独自绽放，满树繁花，绚烂夺目。在传统文化中，辛夷常与文人雅士的高尚情操相联系，象征着在困境中仍坚守自我、追求理想的坚定信念。屈原在《离骚》中曾以香草自喻，辛夷便是其中之一，寄托了他的高洁志向和对品德的执着。从情感层面看，辛夷是勇气的象征，当人们面临艰难抉择或挑战时，看到辛夷在料峭春寒中傲然挺立，便能从中汲取力量，鼓起勇气去面对一切。在历史的长河中，辛夷见证了无数的兴衰变迁，它始终坚定地遵循着自然规律，每年如期绽放，展现出一种无畏时光流转的坚韧。

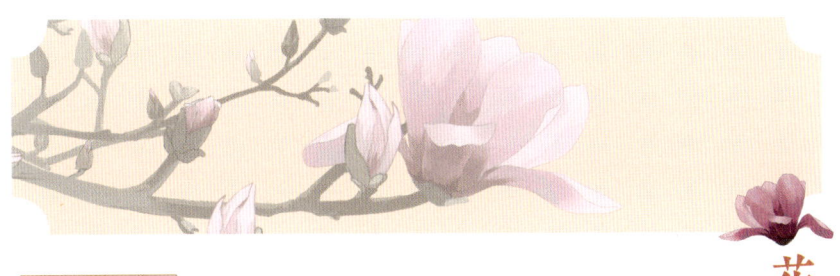

花之疗愈

来源

辛夷为木兰科植物玉兰 *Yulania denudata* (Desr.) D. L. Fu 或武当玉兰 *Yulania sprengeri* (Pamp.) D. L. Fu 的干燥花蕾。冬末春初花未开放时采收，除去枝梗，阴干。

药用出处

辛夷是治疗鼻渊头痛的要药。辛夷首载于《神农本草经》，被为"上品"药材，具有"主五脏身体寒风，头脑痛，面䵟"的作用。《本草纲目》中记载辛夷"能温中，治头面目鼻九窍之病。"《济生方》中收录的"苍耳散"，辛夷在其中起到通鼻窍的关键作用。

性味归经

性温，味辛。归肺、胃经。

功效主治

散风寒，通鼻窍。用于风寒头痛，鼻塞流涕，鼻鼽，鼻渊。

用法用量

煎服，3～10克，包煎。外用适量。

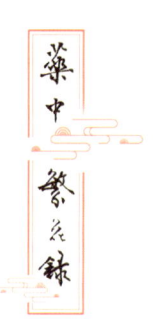

主要药理成分

辛夷的主要药理成分包括挥发油、生物碱以及黄酮类和酚类化合物等。辛夷的挥发油含量较高,主要有芳樟醇、α-蒎烯、樟脑、桉叶素等。

药理作用

1. 抗炎作用: 辛夷的主要成分,如挥发油中的桉叶素和芳樟醇,具有显著的抗炎活性。其通过抑制炎症因子的释放和炎症信号通路的激活,发挥减轻炎症的作用,常用于缓解鼻腔和呼吸道的炎症。

2. 镇痛作用: 辛夷的成分可以影响中枢神经系统的疼痛信号传导,具有良好的镇痛效果。在动物实验中发现,辛夷的挥发油成分通过减少神经末梢对痛觉的敏感性而产生镇痛效果,因此辛夷在治疗头痛和鼻塞引起的不适方面有一定作用。

3. 抗菌作用: 辛夷的挥发油对多种细菌如金黄色葡萄球菌、肺炎链球菌等具有抑制作用。其成分能够破坏细菌的细胞壁和细胞膜,阻碍细菌的增殖。因此,辛夷在传统中医药中常用于治疗鼻腔感染、鼻窦炎等疾病。

4. 抗病毒作用: 辛夷是呼吸道感染时的常用中药材之一。其所含的生物碱和黄酮类成分能够干扰病毒的复制过程,减少病毒对宿主细胞的侵染,对多种呼吸道病毒具有抑制作用。

5. 抗过敏作用: 辛夷能够抑制过敏反应中的多种炎症介质释放,具有显著的抗过敏作用。其活性成分可以抑制肥大细胞脱颗粒过程,减少组胺的释放,从而缓解过敏引起的鼻塞、流涕等症状。

辛夷茶

配方：辛夷5～10克。

用法：将辛夷放入茶壶中，加入500毫升热水，浸泡5～10分钟后饮用。

功效：清热解毒，清利头目。

辛夷香薰

配方：辛夷3克，基础油（如甜杏仁油）5滴。

用法：将辛夷放入香薰灯中，加入基础油，加热散发香气。

功效：舒缓压力，清新空气。

辛夷粥

配方：辛夷5克，大米100克。

用法：将辛夷和大米一起放入锅中，加入适量水煮成粥后食用。

功效：清热解毒。

花开忘忧

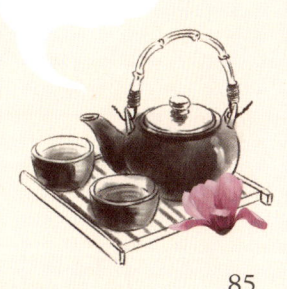

花之语录

辛 夷

辛夷的绽放,是对坚定与勇气的最美诠释。它在寒冬未退时便勇敢地吐出花苞,冲破寒冷的束缚,告诉我们在人生的道路上,困难与挫折不可避免,但只要心怀坚定的信念,拥有勇往直前的勇气,就能突破困境,迎来属于自己的春天。其精神内涵在于坚守初心,不随波逐流。对于现代人而言,在纷繁复杂的社会中,我们常常会在各种诱惑和压力面前迷失方向。辛夷提醒我们,要保持内心的坚定,勇敢地追求自己的梦想,不被困难吓倒,不被世俗左右,用坚定和勇气书写属于自己的精彩人生。

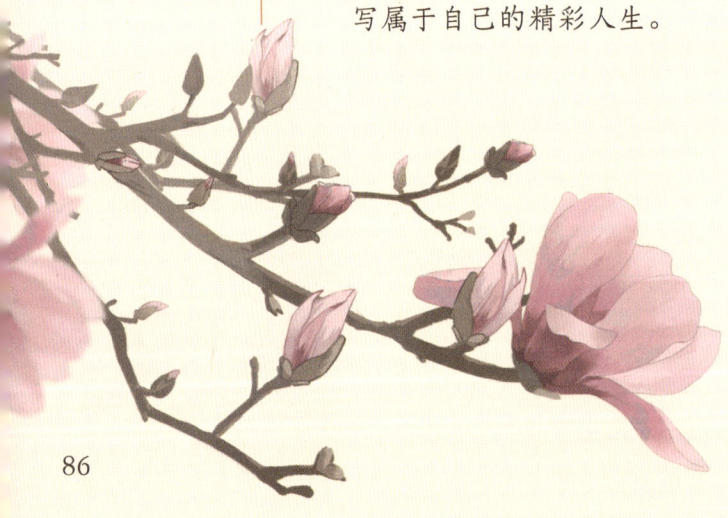

妙笔生花

—— 画一朵属于你的辛夷吧。

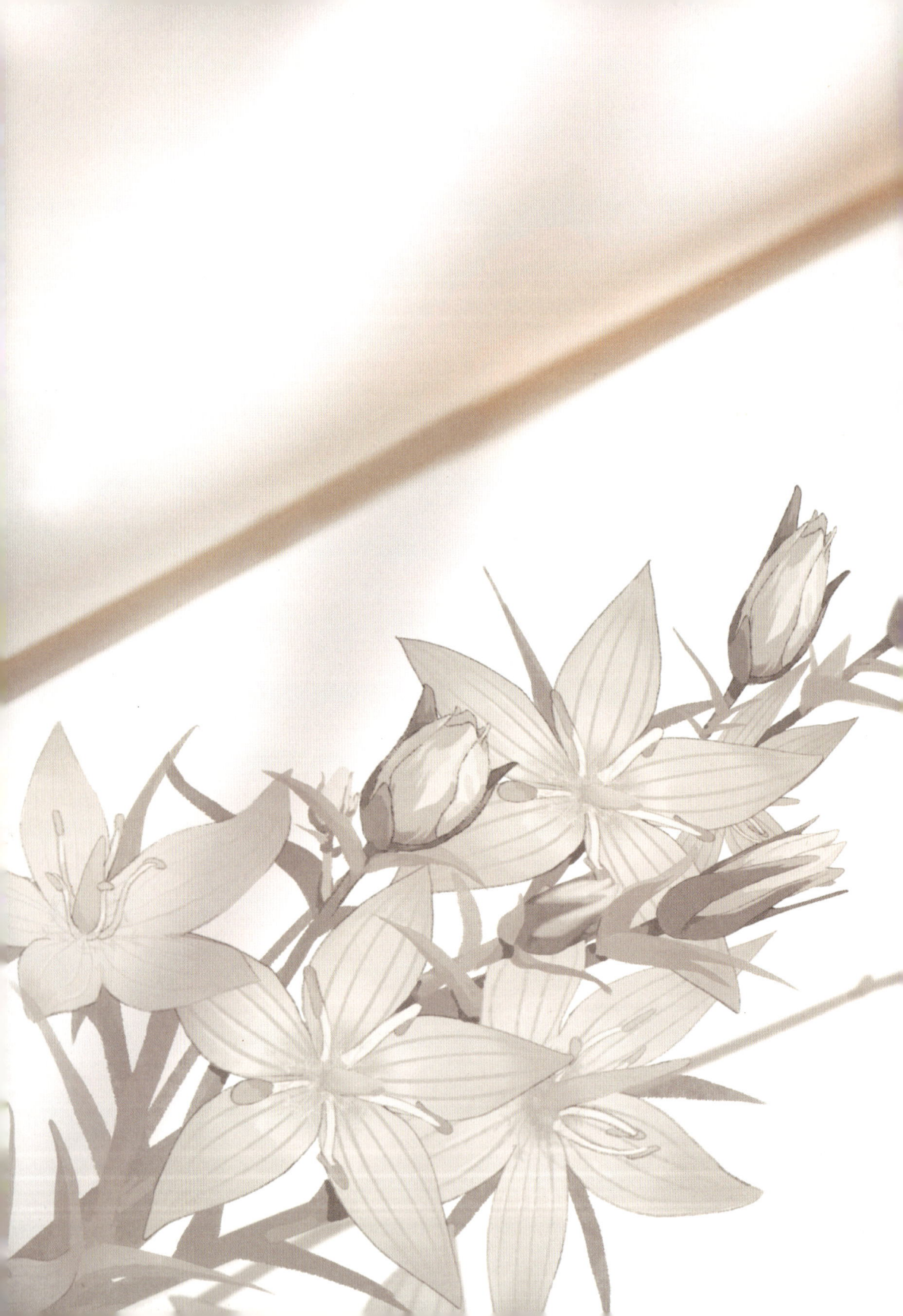

当药

智慧／沉静

Dang yao

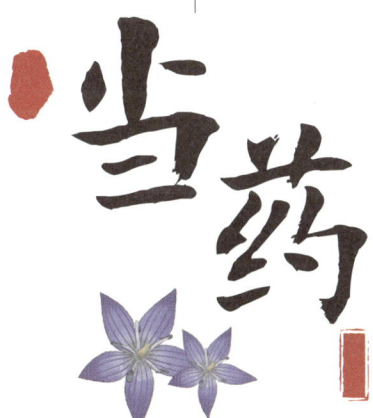

SWERTIAE HERBA

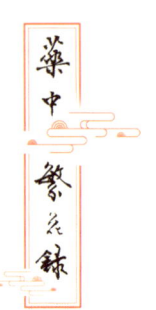

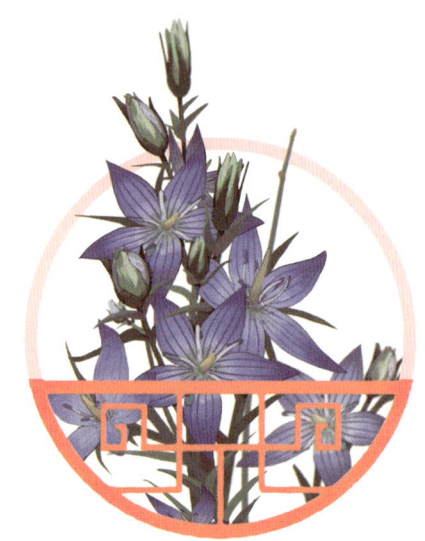

花之寓意

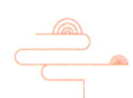

  当药，虽不如名花那般艳丽夺目，却以独特的姿态，在山野间静静绽放。在文化寓意中，它象征着智慧的沉淀。正如在古老的民间医药知识里，当药总能凭借其药用价值，精准的帮助人们解决病痛，这份对症的"洞察"，恰似智者对生活的深刻理解，默默展现着其内在的智慧。从情感层面讲，当药代表着沉静与内敛。它不与百花争奇斗艳，安安静静地生长，如同那些内心平和、沉稳的人，无论外界如何喧嚣，都能保持内心的宁静。回顾历史，当药始终保持着它的特性，不张扬、不浮躁，见证着时间的流转，成为了沉静精神的象征。

花之疗愈

来　源

当药为龙胆科植物瘤毛獐牙菜 Swertia pseudochinensis H. Hara 的干燥全草。夏、秋二季采挖，除去杂质，晒干。

药用出处

当药始载于《内蒙古中草药》，其性寒、味苦，具有清热利湿、解毒等功效。

性味归经

性寒，味苦。归肝、胃、大肠经。

功效主治

清湿热，健胃。用于湿热黄疸，胁痛，痢疾腹痛，食欲不振。

用法用量

煎服，6～12克，儿童酌减。

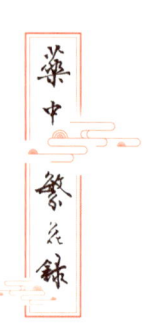

主要药理成分

当药化学成分包含环烯醚萜类（如獐牙菜苦苷、当药苷）、咕吨酮类（如当药咕吨酮、紫药苷）、黄酮类（如当药黄素、槲皮素）、三萜类（如齐墩果酸、熊果酸）、生物碱类（如甜菜碱、龙胆碱）等，其中环烯醚萜类和咕吨酮类占比多，其他类成分种类占比少。

药理作用

1. 保肝作用： 当药提取物有显著的清肝利胆作用。齐墩果酸及衍生物和熊果酸有抑制肝癌细胞 SMMC-7721 的作用。

2. 抗炎作用： 当药中含有獐牙菜苦苷等有效成分，具有较强的抗炎作用，临床上主要用于治疗急性黄疸型肝炎、慢性黄疸型肝炎、胆囊炎等肝胆疾病。

3. 对中枢神经系统的作用： 当药具有抑制中枢神经系统、镇静和镇痛作用。有效成分獐牙菜苦苷对神经系统具有保护作用，当药黄素作为重要的抗氧化成分，在改善神经细胞氧化损伤方面效果显著。

4. 对胃肠道的作用： 当药提取物通过提高胃动素和胃泌素水平，降低血清生长抑素水平，有效改善功能性消化不良症状。

5. 对心血管的作用： 当药中的当药苷具有改善心肌细胞缺血再灌注损伤的作用。当药中还含有多种黄酮类成分，对心肌缺血亦有药理活性，具有潜在的心肌保护作用。

6. 其他作用： 当药提取物还具有降血糖、促进毛发生长和护肤、抗真菌、抗原虫、驱蚊虫、抗虐、致突变、抗惊厥、退热等作用。

当药香囊

配方： 当药 30 克，香囊袋、棉花适量。

用法： 将当药干草洗净、晾干、揉碎，使香味更容易散发。在香囊袋底部放入一层棉花，将揉碎的当药放入香囊袋中，再放入一些棉花固定当药，系紧香囊袋即可。

功效： 化湿醒脾，开胃消滞，辟秽除垢。

当药清热利湿茶

配方： 当药 3 克，茵陈 2 克，甘草 1 克，菊花 3 朵（或决明子 5 克）。

用法： 所有药材洗净后，沸水冲泡，加盖闷 10 分钟，代茶饮用。

功效： 清热利湿，养肝明目。

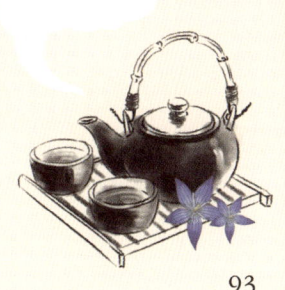

花开忘忧

花之语录

当药

当药在平凡的角落生长,不急于求成,以沉静的姿态默默积累,最终展现出自己的价值,启示我们在追求目标的过程中,要学会沉淀自己,用智慧去思考,而非盲目行动。其精神内涵在于保持内心的宁静,不被外界的浮躁所干扰。对于现代人而言,在快节奏、信息爆炸的时代,我们常常被各种繁杂的信息和诱惑所包围,内心难以平静。当药提醒我们,要学会在喧嚣中寻找宁静,用沉静的心态去面对生活的挑战,用智慧去化解难题,让内心的智慧之光在沉静中闪耀。

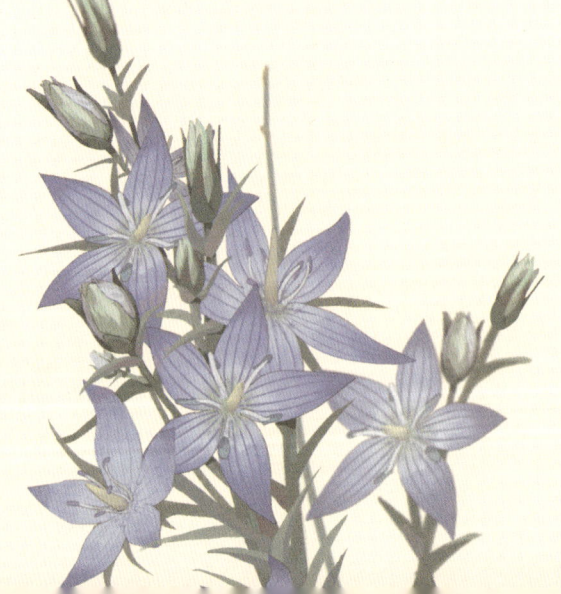

妙笔生花

画一朵属于你的当药吧。

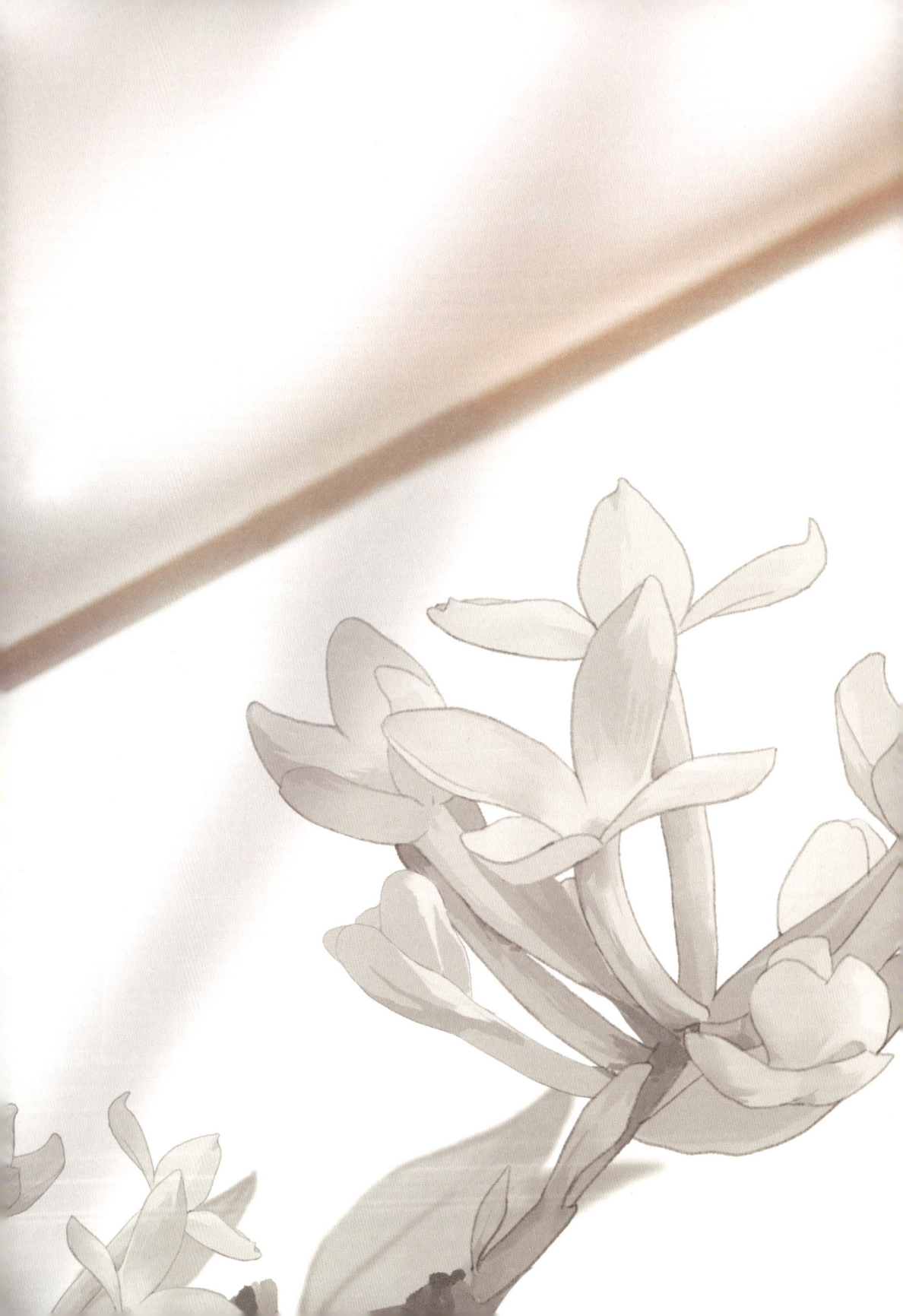

芫花

努力／希望／温柔

Yuan hua

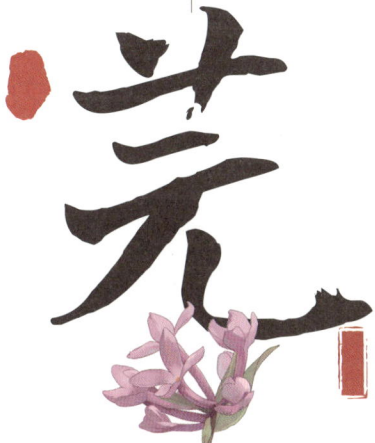

GENKWA FLOS

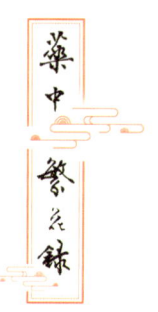

花之寓意

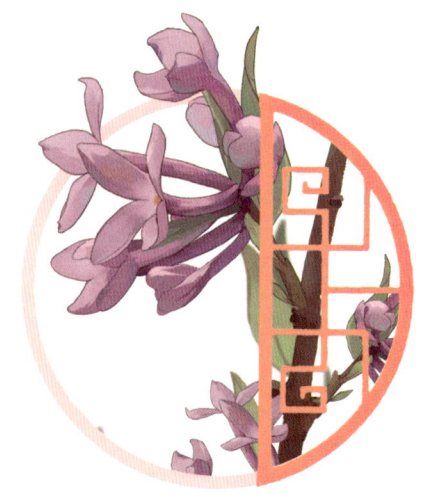

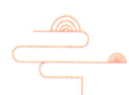

  芫花，细碎的花朵簇拥在一起，虽不张扬，却有着独特的魅力。在文化寓意里，它是努力与希望的象征。在一些传统的农耕文化中，芫花的绽放被视作新一年劳作的开始，人们看到它，便仿佛看到了丰收的希望，激励着自己在田间辛勤耕耘，努力付出。从情感层面讲，芫花承载着温柔的情感。它那淡雅的色彩，如同细腻的情感，给人以温暖和安慰。在历史的长河中，芫花见证了无数平凡日子里人们对美好生活的向往，虽历经风雨，却始终保持着温柔与坚韧，成为人们心中希望的寄托。

花之疗愈

来　源

芫花为瑞香科植物芫花 *Daphne genkwa* Siebold & Zucc. 的干燥花蕾。春季花未开放时采收，除去杂质，干燥。

药用出处

芫花最早载于《神农本草经》，列为下品，记载其性味辛、温，有毒，主治"咳逆上气，喉鸣、喘，咽肿、短气，蛊毒、鬼疟、疝瘕、痈肿，杀虫鱼"。《名医别录》进一步补充了芫花的功效，"消胸中痰水，喜唾，水肿，五水在五脏皮肤，及腰痛，下寒毒肉毒"。

性味归经

性温，味辛、苦；有毒。归肺、脾、肾经。

功效主治

内服泻水逐饮；外用杀虫疗疮。用于水肿胀满，胸腹积水，痰饮积聚，气逆喘咳，二便不利；外治疥癣秃疮，痈肿，冻疮。

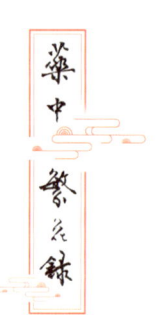

用法用量

煎服，1.5～3克。研末吞服，0.6～0.9克，一日1次。外用适量。

注意事项

孕妇禁用；不宜与甘草同用。

主要药理成分

芫花的主要药理成分包括黄酮类、二萜类以及挥发油等。其中，黄酮类是芫花的主要活性成分之一，包括羟基芫花素、芫花素等。芫花的毒性主要与瑞香烷型二萜类成分（如芫花酯甲、芫花酯乙）相关。挥发油主要含苯甲酸酯类、萜烯类等化合物，具特殊气味。

药理作用

1. 抗炎作用： 黄酮类化合物是芫花抗炎的主要活性成分之一，其可通过抑制 JAK-STAT 和 NF-κB 信号通路的激活，减少促炎因子释放，显著减轻小鼠足肿胀程度，发挥抗类风湿性关节炎作用。

2. 抗肿瘤作用： 芫花中的瑞香烷型二萜类化合物可通过诱导 MCF-7 细胞凋亡及抑制 PI3K/Akt/mTOR 信号通路，导致细胞周期阻滞，发挥抗肿瘤作用。

3. 神经保护作用： 芫花中的芫花素具有神经保护作用，可通过调节神经递质相关酶的活性，以及抑制 TLR4/MyD88/NF-κB/NLRP3 炎症通路减轻神经炎症和神经毒性。

冻疮膏

配方： 芫花 4 份，紫草 5 份，木香 1 份，黄柏 10 份，苍术 12 份，白芷 6 份，生姜 6 份，五倍子 10 份，牡丹皮 10 份，凡士林 20 份。

用法： 将上述各原料按照传统常规方法制成膏剂，每天擦涂冻疮处 3～4 次。

功效： 温经散寒，活血通络，清热解毒，利湿止痛。芫花有毒，须在专业中医指导下使用。

驱蚊组合物

配方： 芫花 10 份，白芷 13 份，石菖蒲 3 份，藿香 6 份，鱼腥草 3 份，栀子 1 份，四季青 5 份，苍耳子 2 份，卷柏 5 份，檀香 3 份。

用法： 将上述药材分别干燥后粉碎成粉末，加水充分混合均匀得到中药浆，将中药浆挤出成型后烘干，使用时点燃即可。

功效： 自然驱蚊。

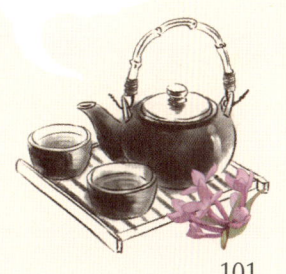

花之语录

芫花

芫花在土地里努力扎根,冲破重重阻碍,只为在春日绽放,这告诉我们,只有通过不懈的努力,才能实现心中的希望。其精神内涵在于无论环境多么艰苦,都能怀揣希望,用温柔的力量去面对生活。对于现代人来说,在竞争激烈的社会中,我们时常会感到疲惫和迷茫。芫花提醒我们,要保持积极向上的心态,努力追求自己的梦想,在面对困难时,用温柔的方式化解矛盾,让希望的光芒照亮前行的道路,让生活因努力和温柔而更加美好。

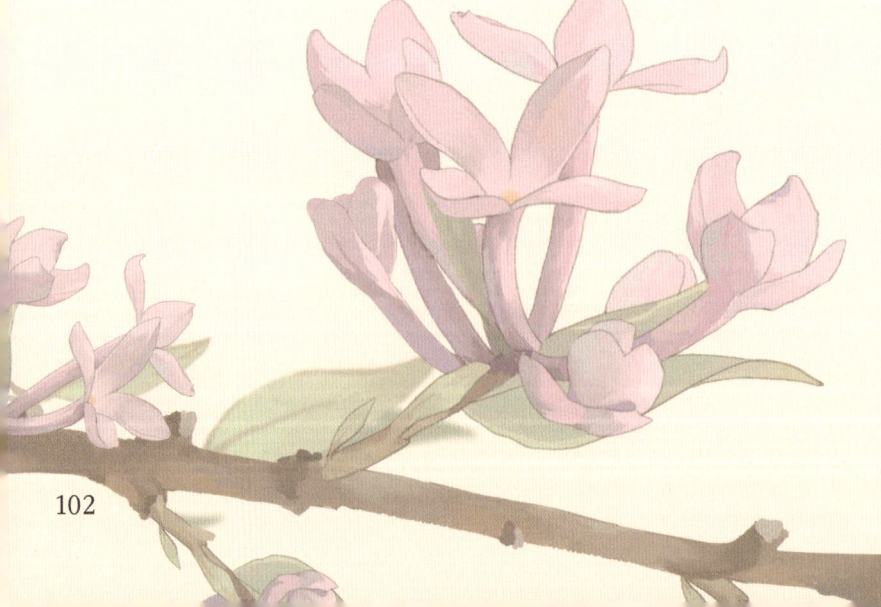

妙笔生花

——画一朵属于你的芫花吧。

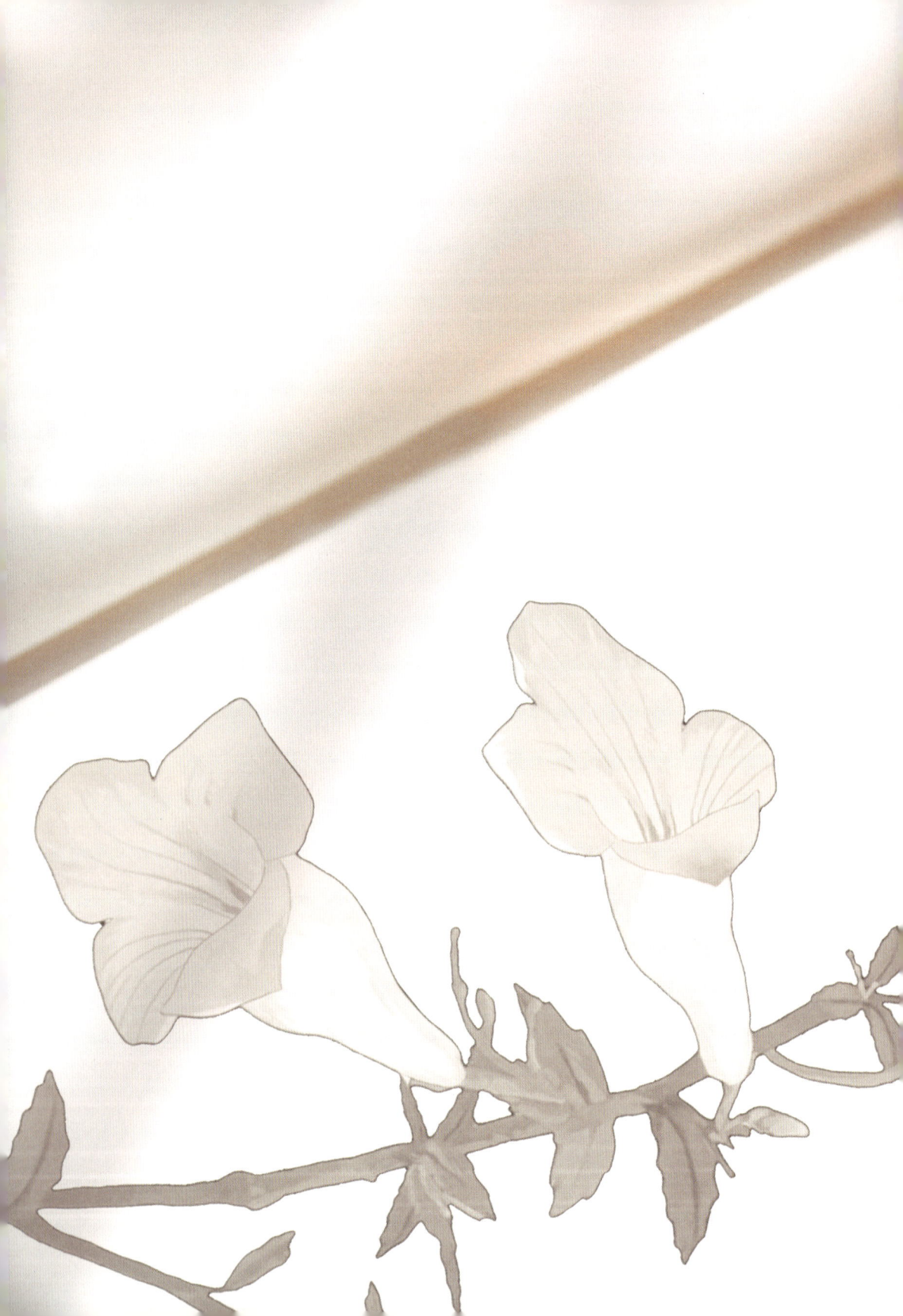

石吊兰

希望／生命力顽强／幸福美满／积极向上

Shi diao lan

石

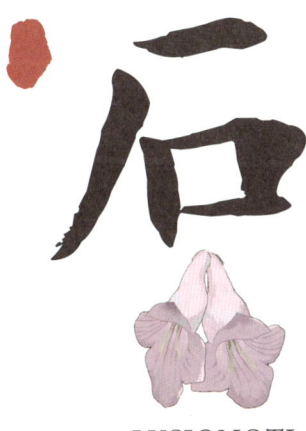

LYSIONOTI HERBA

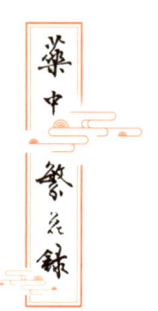

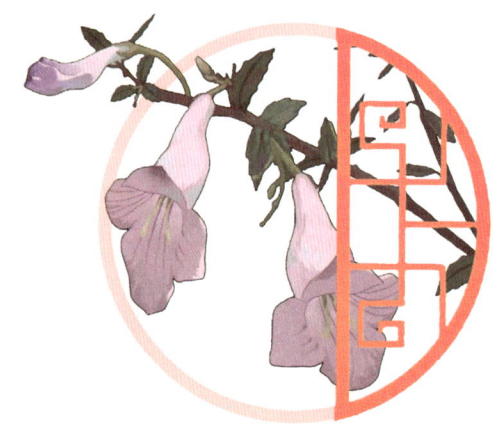

花之寓意

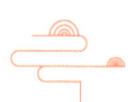

  石吊兰，常生长于悬崖峭壁、石缝之间，恶劣的环境并没有阻挡它绽放的脚步。在文化寓意中，它代表着顽强不屈的生命力。古代的采药人常将其视为坚韧精神的象征，他们在艰难的采药途中看到石吊兰，便会从中汲取力量，继续前行。从情感层面讲，石吊兰寄托着人们对幸福美满生活的向往。因其在艰难环境中依然能生长得郁郁葱葱，仿佛在向人们传达一种信念：无论生活多么艰难，幸福总会如期而至。在历史的长河里，石吊兰见证了岁月的变迁，始终坚守在自己的生长之地，以积极向上的姿态迎接风雨，成为希望的使者。

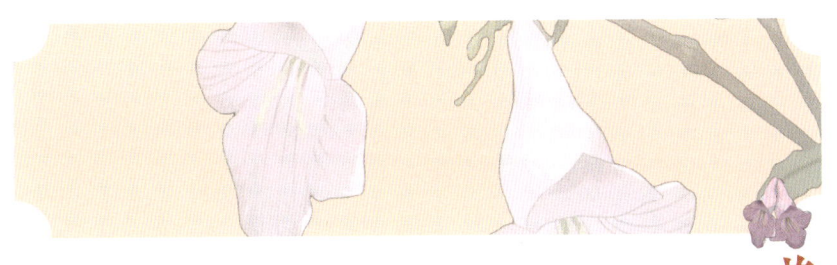

花之疗愈

来源

石吊兰为苦苣苔科植物吊石苣苔 Lysionotus pauciflorus Maxim. 的干燥地上部分。夏、秋二季叶茂盛时采割，除去杂质，晒干。

药用出处

石吊兰最早出自《植物名实图考》，记载其能"通肢节，治跌打，酒病"。

性味归经

性温，味苦。归肺经。

功效主治

化痰止咳，软坚散结。用于咳嗽痰多，瘰疬痰核。

用法用量

煎服，9～15克。外用适量，捣敷或煎水外洗。

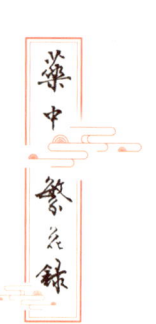

主要药理成分

石吊兰的主要化学成分为黄酮类、挥发油、苯乙醇苷类、苯甲醇苷类、植物甾醇类和三萜类等。

药理作用

1. 抗结核杆菌、抗炎、抗肝毒作用： 石吊兰中的岩豆素具有显著的抗结核杆菌作用，用于淋巴结核的治疗效果更为显著。石吊兰中的苯丙素苷类成分是其抗炎、抗肝毒的主要物质基础，如毛蕊花糖苷对四氯化碳诱导的肝毒性有保护作用。

2. 止咳祛痰、平喘镇静作用： 石吊兰水煎剂能抑制小鼠咳嗽，增加气管中酚红含量，起到镇咳、祛痰的作用。石吊兰对豚鼠因组胺吸入所导致的哮喘，有一定的保护作用，用药后动物表现较安静，活动减少。此外，其对中枢神经系统有一定的镇静作用。

3. 降血压、降血脂及抗动脉粥样硬化作用： 石吊兰提取物具有降低动脉血压的作用，对血脂代谢也有一定影响，并能抑制胆固醇的吸收，发挥抗动脉粥样硬化的作用。

4. 抗氧化的作用： 石吊兰中岩豆素能有效地清除自由基，具有抗氧化的作用，其中岩豆素酚羟基是清除自由基的主要活性基团。

石吊兰瘦肉滋补汤

配方： 新鲜猪瘦肉200克，石吊兰60克，大枣10枚，生姜20克，香葱、酱油、食盐、味精各适量。

用法： 猪瘦肉、生姜洗净后切丝；石吊兰、香葱洗净切段；大枣洗净，去核备用。将所有食材放入炖锅，加入适量清水，大火煮沸后撇去浮沫，转小火慢炖至瘦肉熟烂，最后加入酱油、食盐、味精调味即可。

功效： 清热解毒，活血散瘀，益气健脾。

跌打酒

配方： 石吊兰15克。

用法： 石吊兰15克，水煎，兑酒服。外用，捣烂敷伤处。

功效： 通经活血止痛。

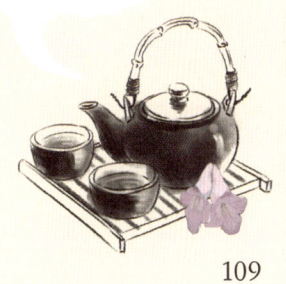

花开忘忧

花之语录

石吊兰

　　石吊兰的一生,是充满希望与力量的奋斗史。它扎根于贫瘠的石缝,却能蓬勃生长,启示我们人生的价值不在于环境的优劣,而在于是否拥有顽强的生命力和积极向上的精神。其精神内涵在于无论遭遇多少挫折,都能保持对生活的热爱和对未来的希望。对于现代人而言,人们常常会被困难和挫折所困扰。石吊兰提醒我们,要在困境中坚定信念,努力拼搏,用积极的心态去追求幸福美满的生活,让希望的种子在心中生根发芽,绽放出绚丽的人生之花。

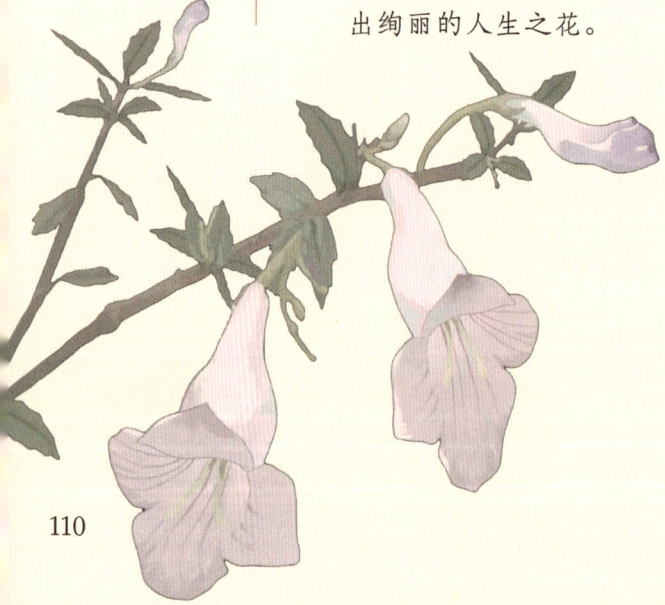

妙笔生花 —— 画一朵属于你的石吊兰吧。

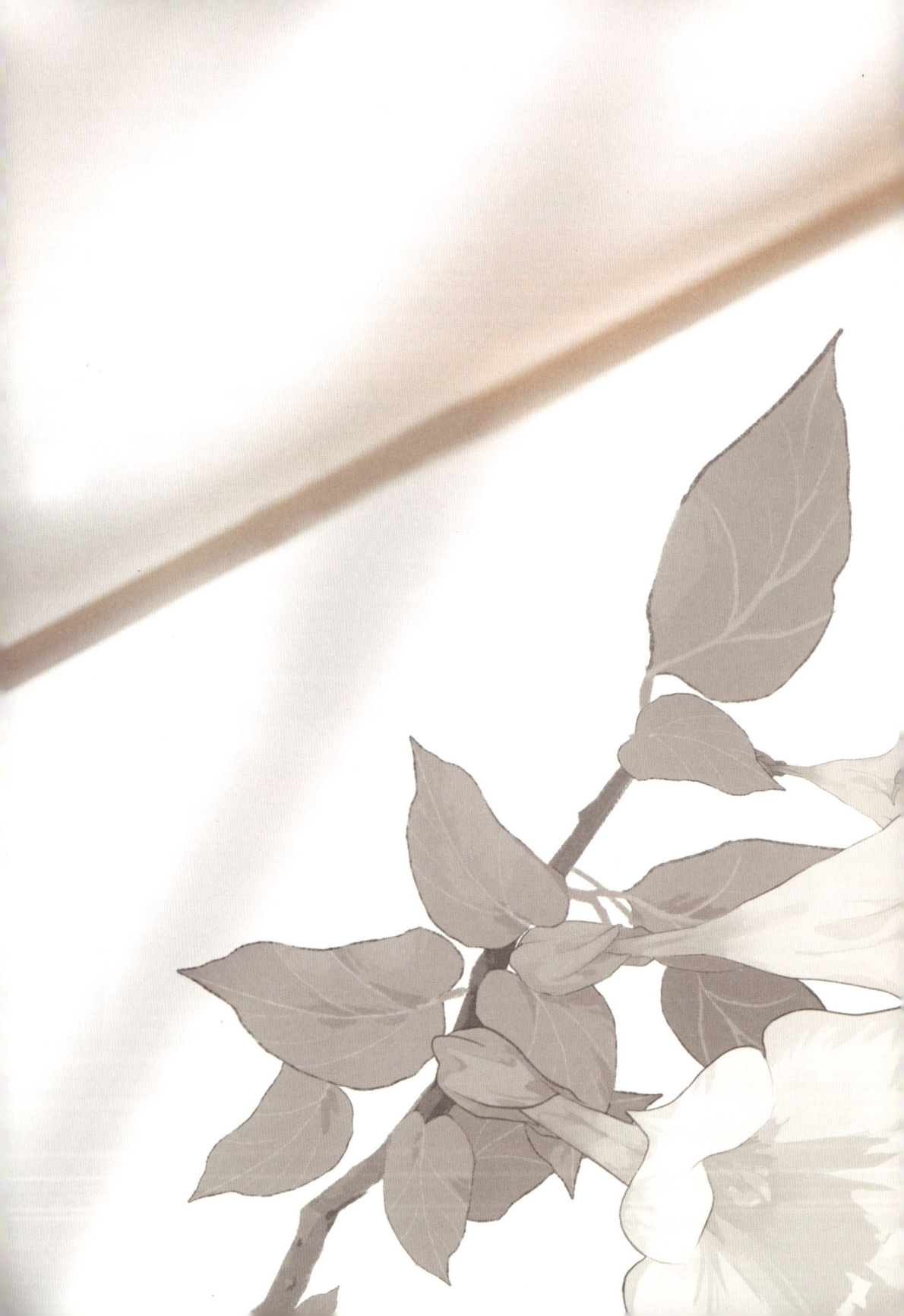

洋金花

光明／希望／恐怖

Yang jin hua

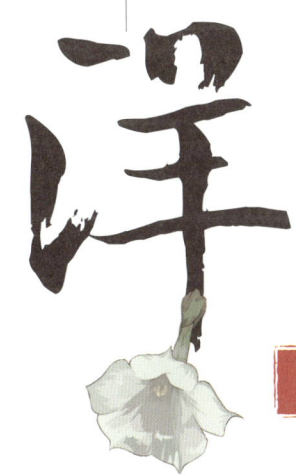

洋

DATURAE FLOS

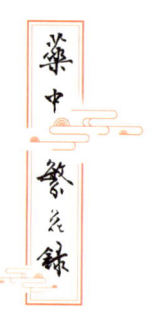

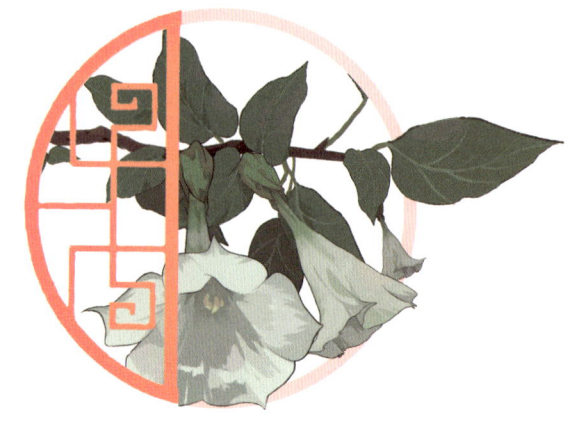

花之寓意

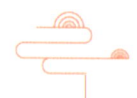

　　洋金花，又名曼陀罗，它的花朵硕大而娇艳，在微风中轻轻摇曳，宛如来自神秘世界的精灵。在文化寓意里，它有着独特的地位。在东方佛教文化中，洋金花被视为神圣的象征，代表着圆满、聚集，是光明与希望的具象化，寓意着修行者通过不懈努力，最终能抵达光明的彼岸，收获希望与幸福。从情感层面来说，人们看到洋金花灿烂的绽放，内心便会涌起对未来美好生活的憧憬，这使其成为人们寄托希望的情感载体。然而，洋金花全株有毒，在历史上，它曾被不法之徒利用，当作迷药，这一黑暗的用途，为它披上了一层恐怖的外衣。它时刻提醒着人们，世间万物皆有两面性，美好的表象下或许隐藏着未知的危险。

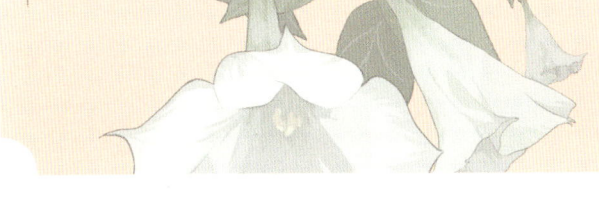

来　源

洋金花为茄科植物洋金花 *Datura metel* L. 的干燥花。4～11月花初开时采收，晒干或低温干燥。

药用出处

洋金花药用最早出自《本草纲目》，记载曰："八月采此花，七月采火麻子花，阴干，等分为末。热酒调服三钱，少顷昏昏如醉。割疮灸火，宜先服此，则不觉苦也。"

性味归经

性温，味辛；有毒。归肺、肝经。

功效主治

平喘止咳，解痉定痛。用于哮喘咳嗽，脘腹冷痛，风湿痹痛，小儿慢惊风；外科麻醉。

用法用量

内服，0.3～0.6克，宜入丸散；亦可作卷烟分次燃吸（一日量不超过1.5克）。外用适量。

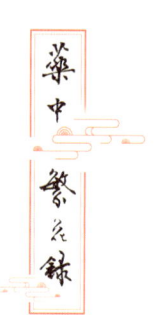

注意事项

孕妇、外感及痰热咳喘、青光眼、高血压及心动过速患者禁用。

主要药理成分

洋金花主要化学成分为莨菪烷类生物碱,包括莨菪碱、山莨菪碱、东莨菪碱、樟柳碱和 N-去甲莨菪碱等。

药理作用

1. 解痉镇痛作用:洋金花中含有多种生物碱,包括莨菪碱和东莨菪碱,具有抗胆碱能和支气管扩张活性,从而起到解痉作用。东莨菪碱通过抗胆碱能机制还能抑制疼痛,具有一定镇痛作用。

2. 镇静和催眠作用:洋金花的东莨菪碱对中枢神经系统作用很强,小剂量就使大脑皮质和皮质下某些部位抑制,有显著的镇静作用。一般剂量可使人感觉疲倦、进入无梦睡眠;它还能解除情绪激动,产生"健忘"。较大剂量产生催眠作用。

3. 抗休克作用:洋金花阿托品样作用能解除血管痉挛、改善微循环和组织器官的血流灌注,发挥抗休克效应。

4. 抗炎、抗过敏、抗瘙痒作用:洋金花具有抗炎、抗皮肤瘙痒、抗过敏作用,对体液免疫可能有一定的抑制作用,但对细胞免疫无显著影响。

5. 其他作用:洋金花有散瞳、调节眼麻痹的作用。由于其抗胆碱作用,洋金花总碱注射液解救有机磷农药中毒有良好疗效。

洋金花药浴

配方： 洋金花的花叶 30 克，花椒叶 30 克，石菖蒲 40 克，苍耳草 30 克。

用法： 水煎，熏洗患处。

功效： 温阳化湿。洋金花有毒，须在专业中医指导下使用。

跌打酒

配方： 曼陀罗子 3 克，酒 200 毫升。

用法： 将曼陀罗子浸泡酒中备用，需要时每次服 10 毫升，有镇痛作用。切勿过量。

功效： 镇痛。洋金花有毒，须在专业中医指导下使用。

花开忘忧

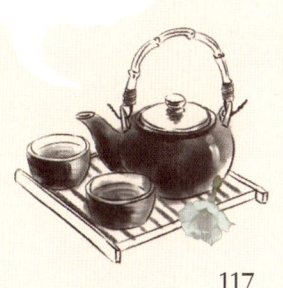

花之语录

洋金花

洋金花的存在,宛如一部蕴含深刻哲理的生活启示录。它以明艳的花朵展现着光明与希望,激励我们在人生的旅途中,无论遭遇多少艰难险阻,都要坚定信念,向着光明的方向奋勇前行,永不放弃对美好生活的向往。但其毒性又如同生活中的警示灯,告诫我们要保持清醒的头脑,不被表面的美好所迷惑,在追求希望的道路上,时刻警惕潜在的风险。其精神内涵在于教会我们辨证地看待生活,既要积极拥抱生活中的阳光,也要勇敢面对生活中的阴霾。对于现代人而言,在这个充满诱惑与机遇的时代,我们要学会从洋金花中汲取智慧,理性对待生活中的一切,在追求梦想的道路上,稳扎稳打,行稳致远。

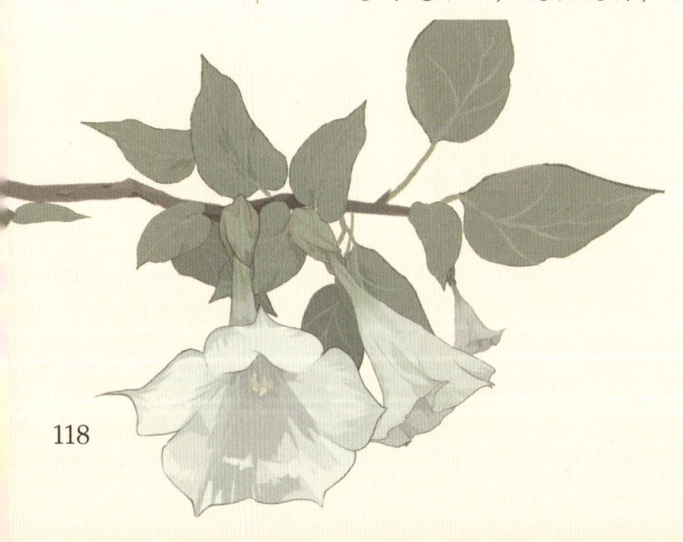

妙笔生花

—— 画一朵属于你的洋金花吧。

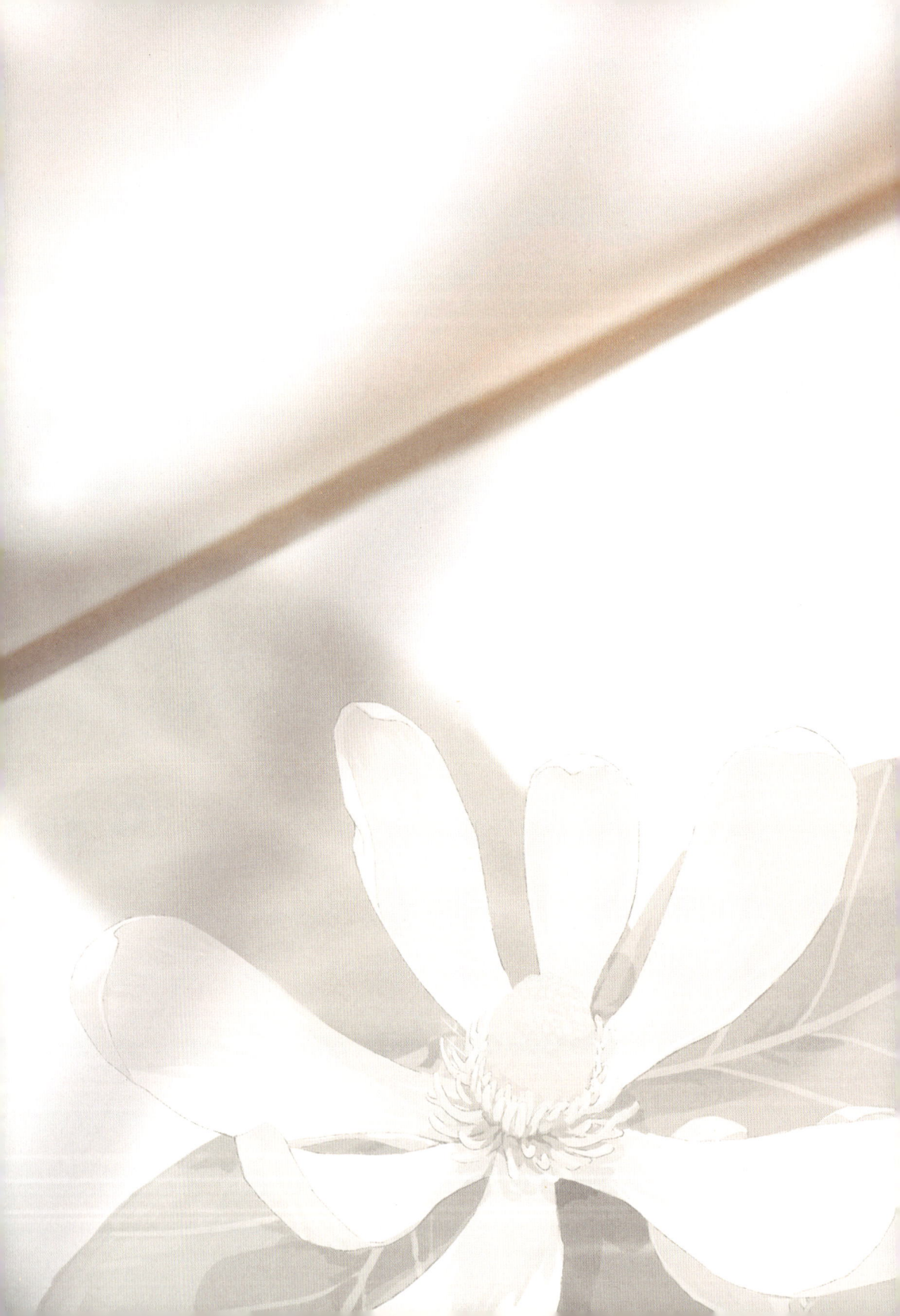

厚朴花

坚韧／高洁

Hou po hua

厚

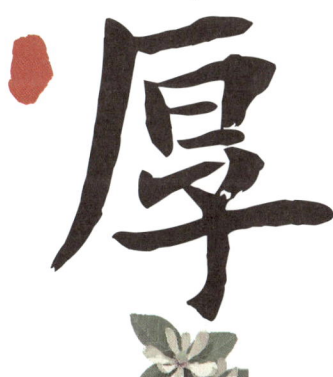

MAGNOLIAE
OFFICINALIS
FLOS

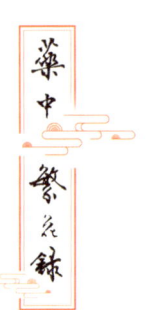

花之寓意

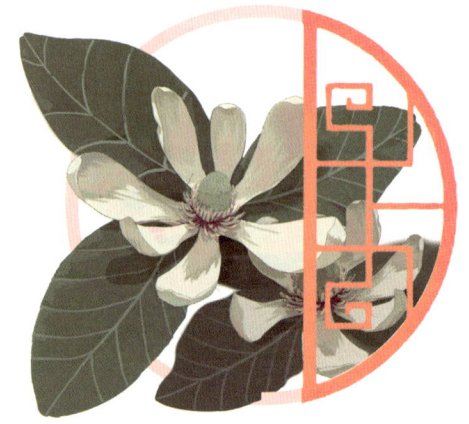

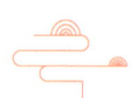

厚朴花在其花语中象征着坚韧和高洁。厚朴花的花瓣大而厚实，象征着坚强的意志和深沉的爱意。厚朴花也被视为忠诚和可靠的象征，是向朋友或亲人表达深厚情感的理想选择。送一束厚朴花，可以表达对他人的尊重和对关系的珍视，象征着坚实的友谊和不可动摇的信任。清末民初著名学者沈曾植咏厚朴花"篱外高枝厚朴花，雨晴山鹊语喳喳"。

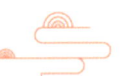

花之疗愈

来源

厚朴花为木兰科植物厚朴 *Houpoea officinalis* (Rehder & E. H. Wilson) N. H. Xia & C. Y. Wu 的干燥花蕾。春季花未开放时采摘,稍蒸后,晒干或低温干燥。

药用出处

厚朴花出自《饮片新参》。书中首次系统记载了厚朴花的性味、功效及临床应用,使其正式成为独立中药品种。

性味归经

性微温,味苦。归脾、胃经。

功效主治

芳香化湿,理气宽中。用于脾胃湿阻气滞,胸脘痞闷胀满,纳谷不香。

用法用量

煎服,3~9克。

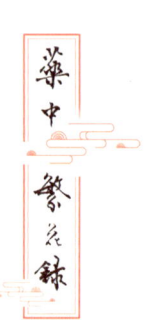

主要药理成分

厚朴花的主要药理成分包括挥发油、黄酮类化合物等。其中，挥发油主要组成成分包括萜烯类、醇类、酮醚类化合物等，是厚朴花香气的主要来源。此外，厚朴花中含有丰富的黄酮类成分，如山柰酚苷、槲皮素苷等。

药理作用

1. 抗炎和镇痛作用： 厚朴花提取物能够显著抑制二甲苯所致小鼠耳廓肿胀的急性炎症反应，还可减少醋酸刺激小鼠所致疼痛的扭体反应，具有抗炎、镇痛的作用。

2. 抗菌作用： 厚朴花提取物能够抑制金黄色葡萄球菌和枯草芽孢杆菌的生长，发挥抗菌作用。

花开忘忧

厚朴花茶

配方： 厚朴花 10 克，荷叶 10 克。

用法： 将厚朴花、荷叶一起放入砂锅，加水煎煮 15 分钟，滤去药渣，取汁代茶饮用。

功效： 醒脾胃，化湿浊。

五花三金芍药汤

配方： 玫瑰花 10 克，绿梅花 10 克，佛手花 10 克，白扁豆花 10 克，厚朴花 10 克，金钱草 15 克，海金沙 15 克，鸡内金 15 克，白芍 10 克，甘草 3 克。

用法： 水煎服，每日 1 剂，分早晚 2 次温服。

功效： 理气止痛，滋养肝阴，清热明目。

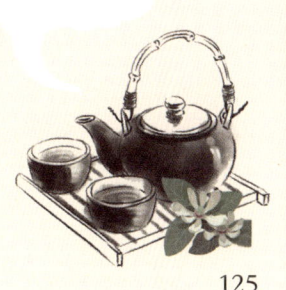

花之语录

厚朴花

厚朴花的开放,不仅象征着生命的坚韧与美丽,更激励人们在逆境中坚持自己的信念。愿每一个人都能如厚朴花般,在风雨中保持坚强,绽放出独特的光彩。人生如花开,无论遇到何种挑战,都要勇敢面对,谱写属于自己的精彩篇章。

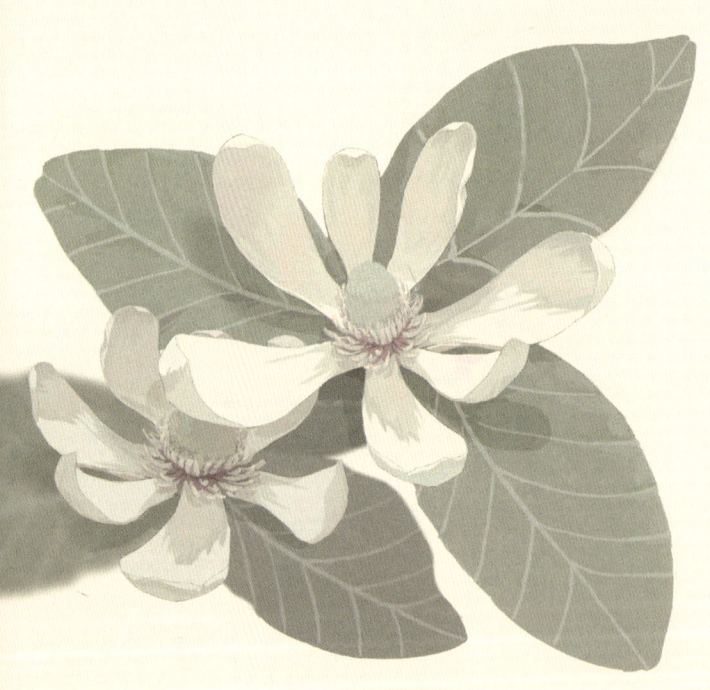

妙笔生花

—— 画一朵属于你的厚朴花吧。

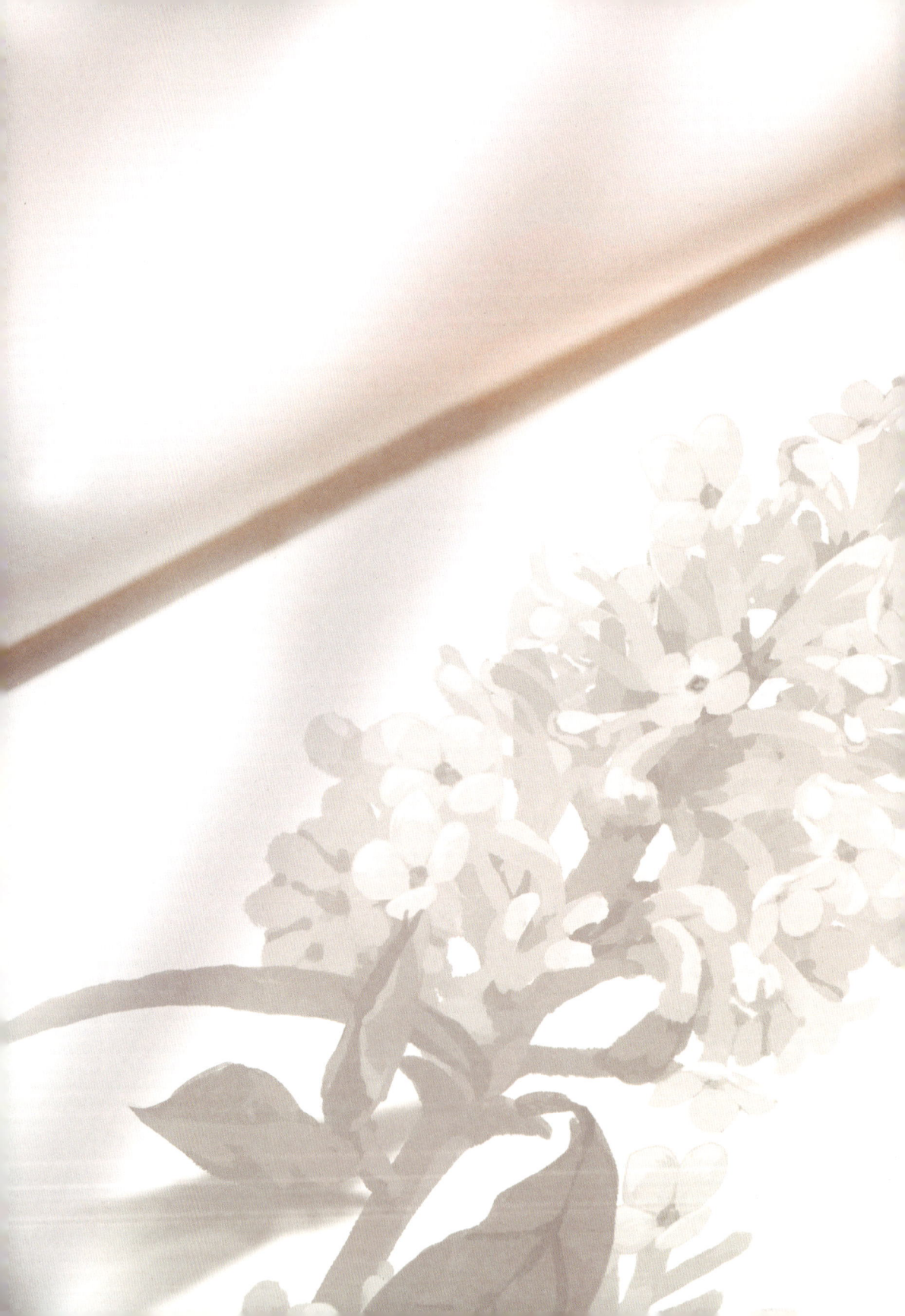

密蒙花

怀念／思念

Mi meng hua

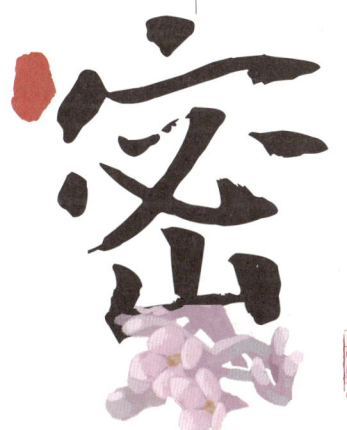

密

BUDDLEJAE FLOS

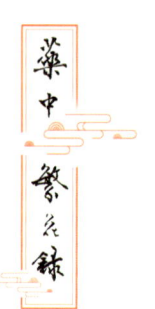

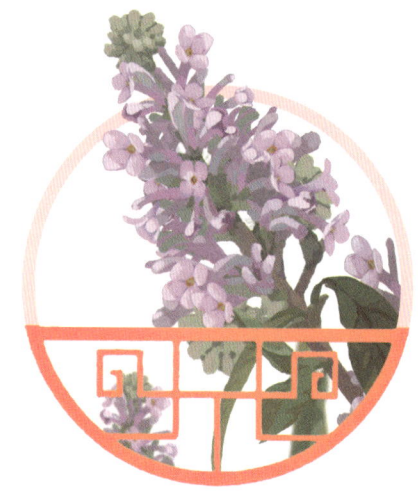

花之寓意

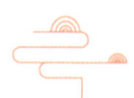

　　密蒙花，傣语称"萝凡"，其姿态如同夜空中的星辰，纤细而闪耀。在密蒙花的花语和传说中，蕴含怀念和思念的情感，象征着幸福的到来。虽然花瓣小巧，但却寓意着平凡而甜蜜的幸福。此外，密蒙花还象征着忠贞的爱情，代表着矢志不渝的承诺。如果你想向恋人或伴侣表达坚定的爱意，可以送上一束密蒙花。

花之疗愈

来源

密蒙花为马钱科植物密蒙花 Buddleja officinalis Maxim. 的干燥花蕾和花序。春季花未开放时采收，除去杂质，干燥。

药用出处

密蒙花作为中药首载于《开宝本草》。《证类本草》转引："密蒙花，味甘，平、微寒，无毒。主青盲肤翳，赤涩多眵泪，消目中赤脉，小儿麸豆及疳气攻眼。"

性味归经

性微寒，味甘。归肝经。

功效主治

清热泻火，养肝明目，退翳。用于目赤肿痛，多泪羞明，目生翳膜，肝虚目暗，视物昏花。

用法用量

煎服，3～9克。

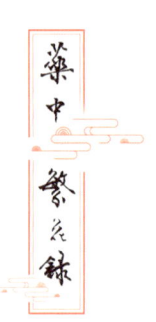

主要药理成分

密蒙花化学成分主要为黄酮类、苯乙醇类、萜类、生物碱类及挥发油类,其中以黄酮类和苯乙醇类为代表。

药理作用

1. 抗氧化作用: 密蒙花总黄酮中的木犀草素、芹菜素等多种成分具有抗氧化活性,其对多种自由基具有显著清除能力。

2. 抗炎作用: 密蒙花总黄酮和雄激素结构上均为杂环多酚类结构,能起到拟雄激素作用,与雄激素受体结合可抑制泪腺细胞凋亡和抑制炎症反应,这是密蒙花作为眼科要药的物质基础。

3. 神经保护作用: 密蒙花富含苯乙醇苷类化合物。苯乙醇苷类化合物具有良好的抗高原认知损伤和神经保护作用,其机制可能与稳定机体抗氧化酶平衡、抑制组织损伤、减轻体内氧化应激等有关。

密蒙花茶

配方： 密蒙花5克。

用法： 将密蒙花放入杯中，加入沸水冲泡5分钟后饮用。

功效： 清热泻火，养肝明目。

密蒙花粥

配方： 粳米100克，密蒙花5克，大枣5枚，冰糖适量。

用法： 将密蒙花用纱布包好，与粳米、大枣一起煮粥，待粥熟后取出药包，加入冰糖调味。

功效： 滋养肝阴，清热明目。

花开忘忧

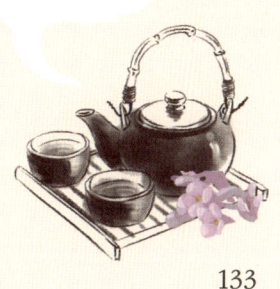

花之语录

密蒙花

密蒙花以温柔的姿态提醒我们,过去的时光虽已远去,但那些珍贵的回忆永远不会褪色。其精神内涵在于,让我们懂得珍惜曾经拥有的一切,那些或欢笑或泪水的瞬间,都是生命中最宝贵的财富。对于现代人而言,在忙碌的生活中,我们常常忽略了内心的情感需求。密蒙花启示我们,要时常停下脚步,回顾过去,缅怀那些逝去的人和事,从中汲取力量,让思念成为我们前行的动力。它让我们明白,即使岁月流转,那些被思念萦绕的情感,会如同密蒙花的香气一般,永远弥漫在我们的生命里,给予我们温暖与慰藉。

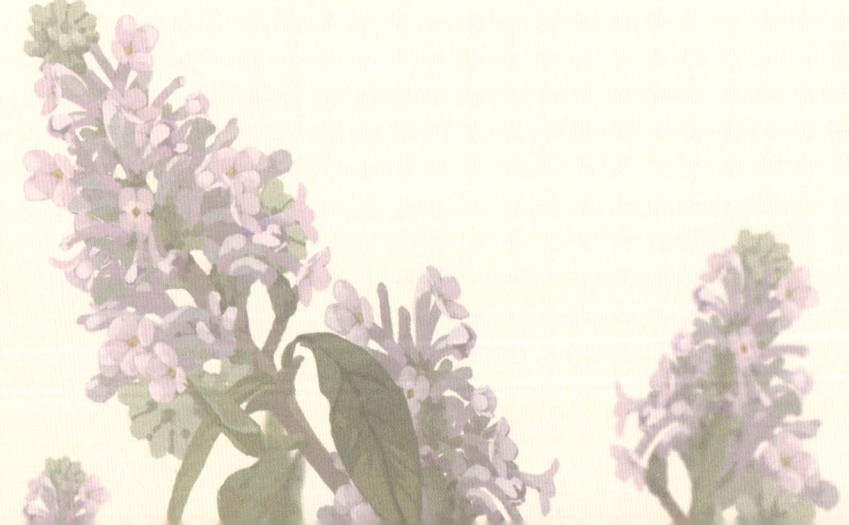

妙笔生花

——画一朵属于你的密蒙花吧。

135

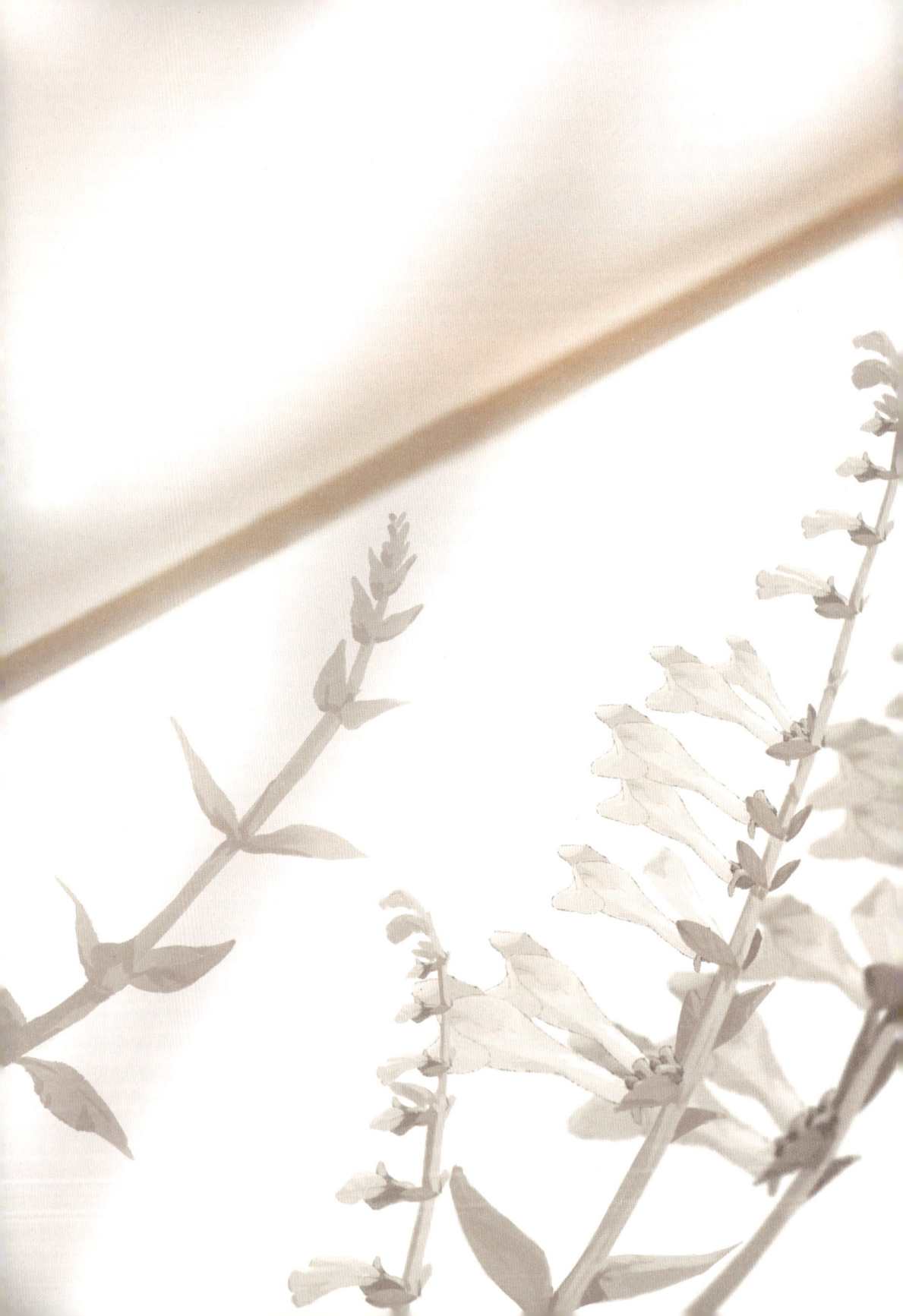

半枝莲

勇敢／坚定

Ban zhi lian

莲

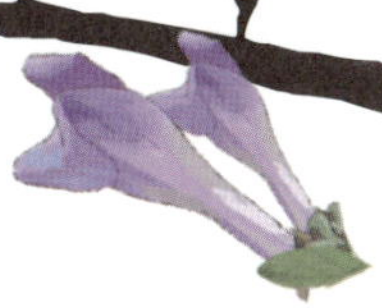

SCUTELLARIAE
BARBATAE
HERBA

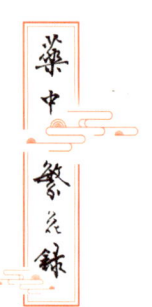

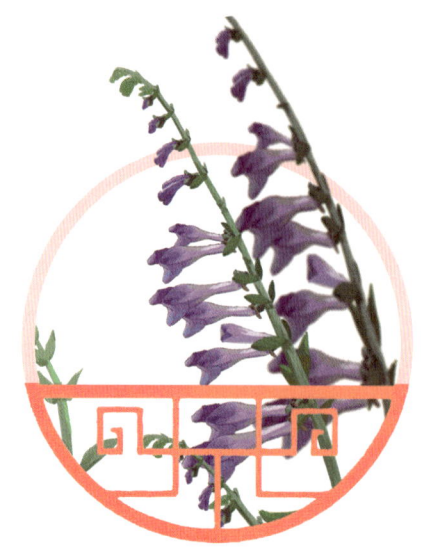

花之寓意

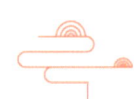

　　半枝莲象征着勇敢与坚定。半枝莲的花朵虽小巧，但却展现出顽强的生命力，仿佛无论在怎样的环境中，它都能屹立不倒。它不仅是生长于野外的坚韧象征，更是内心力量的化身。半枝莲被视为勇气与坚持的代表，常用来鼓励那些面对困境不退缩、始终追求梦想的人。赠送一束半枝莲，便是传递一种激励，象征着不畏艰难、不惧挑战的精神。

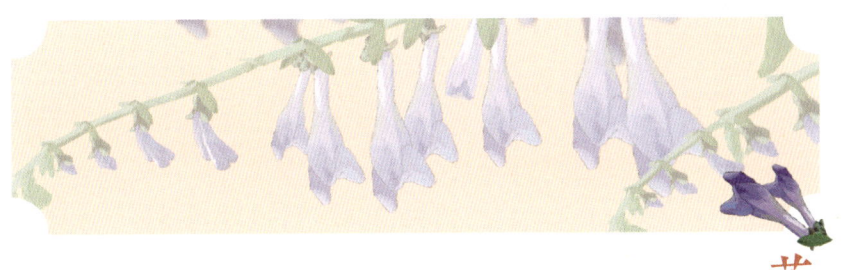

花之疗愈

来　源

半枝莲为唇形科植物半枝莲 *Scutellaria barbata* D. Don 的干燥全草。夏、秋二季茎叶茂盛时采挖，洗净，晒干。

药用出处

半枝莲药用在《本草纲目拾遗》有记载："消痈肿，治湿郁水肿。治诸毒及汤烙伤疔痈等症，虫蛇螫咬。"

性味归经

性寒，味辛、苦。归肺、肝、肾经。

功效主治

清热解毒，化瘀利尿。用于疔疮肿毒，咽喉肿痛，跌扑伤痛，水肿，黄疸，蛇虫咬伤。

用法用量

煎服，15～30克。

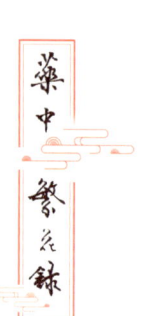

主要药理成分

半枝莲的主要药理成分包括黄酮类、萜类、多糖类等。黄酮类化合物是半枝莲主要成分之一，包括野黄芩苷、木犀草素、芹菜素等。萜类化合物包括半枝莲二萜类、半枝莲内酯类、半枝莲生物碱类等。半枝莲多糖包括葡萄糖、鼠李糖等。

药理作用

1. 抗肿瘤作用：作为公认的抗癌草药，半枝莲在抗肿瘤方面的研究已取得了显著的进展，已成为抗肿瘤研究领域的主要研究内容之一。半枝莲中存在的多种黄酮类化合物具有抗肿瘤的活性，其作用机制较多，如其能够通过线粒体途径来抑制卵巢癌细胞的增殖并诱导其凋亡。

2. 调节免疫作用：半枝莲多糖具有一定的免疫活性，其免疫调节作用主要表现为免疫增强。

半枝莲花茶

配方：半枝莲30克。

用法：水煎或沸水冲泡。

功效：清肝解毒。

半枝莲粥

配方：半枝莲15克，粳米100克，蜂蜜适量。

用法：半枝莲洗净，粳米淘净备用。锅中加适量清水，放入半枝莲，大火煮沸后转小火慢煎20分钟，滤去药渣留汁。将药汁与粳米一同放入锅中，酌情添加清水，大火煮沸后转小火熬煮至粥浓稠。可加入少量蜂蜜调味。

功效：清热解毒，利水消肿。

花开忘忧

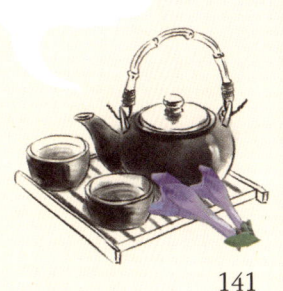

花之语录

半枝莲

　　半枝莲的绽放，象征着勇敢与坚定，小巧的花朵在风雨中依然挺立，正如在人生路上不断前行的每一个我们。无论遭遇多少挫折与困难，半枝莲从未退缩，始终以顽强的姿态迎接每一个晨曦。这份不屈不挠的精神正是我们所需要学习的。人生难免会遇到坎坷，半枝莲可在困境中傲然绽放，我们也应在逆境中勇敢前行，坚定信念。愿每一个人都能如半枝莲般，在风雨中展现自己的坚韧与勇气，勇敢追寻梦想，绽放出属于自己的独特美丽与光辉。

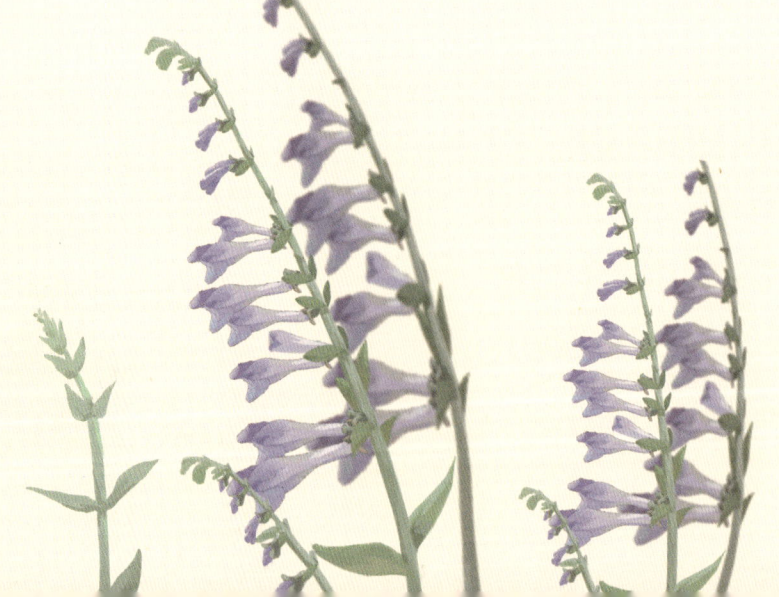

妙笔生花

——画一朵属于你的半枝莲吧。

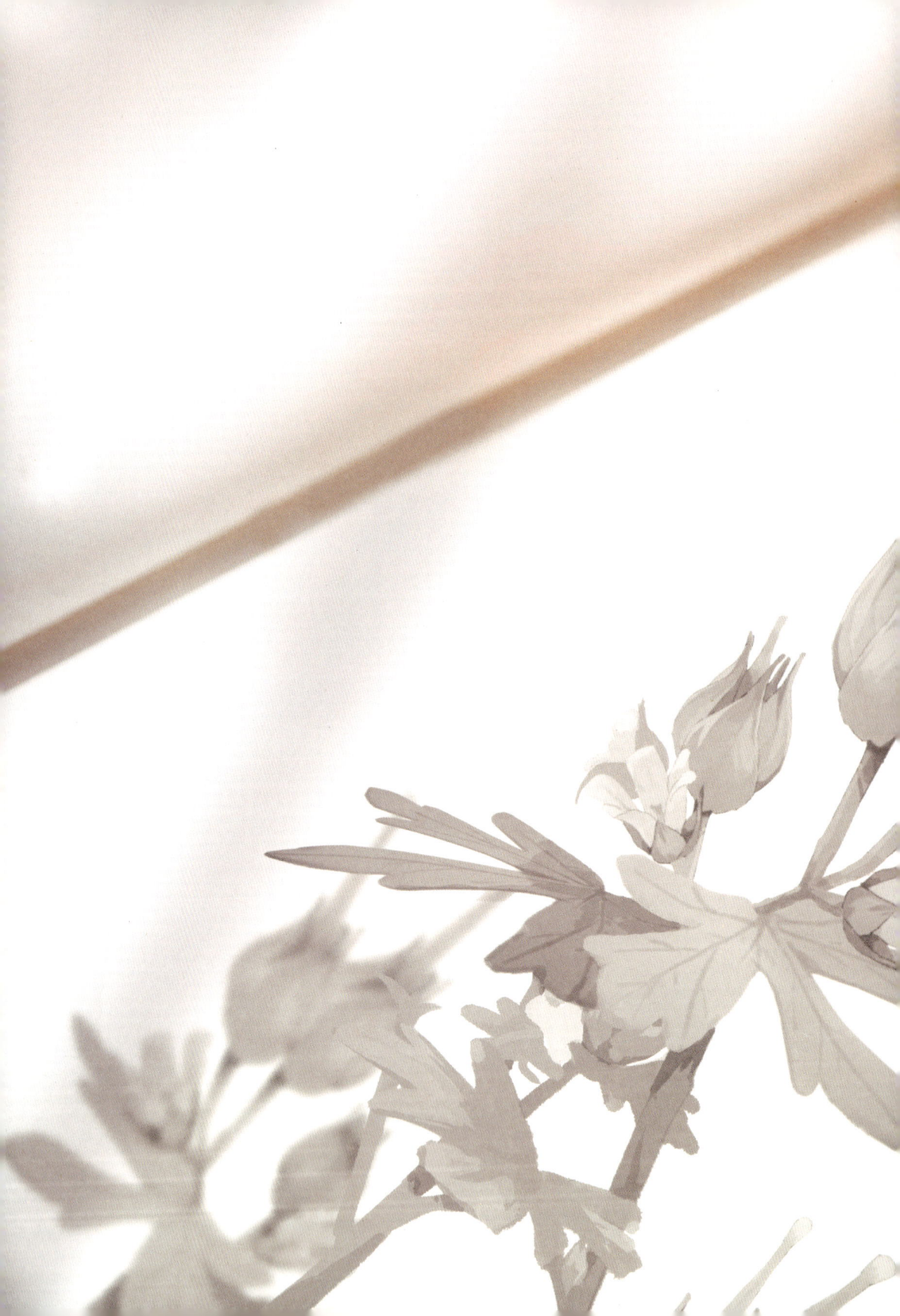

老鹳草
Lao guan cao

坚强／独立／沉着冷静

老鹳

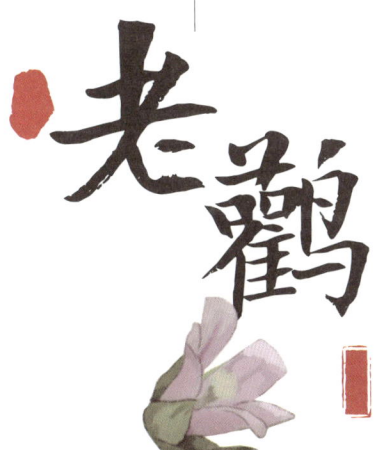

ERODII HERBA
GERANII HERBA

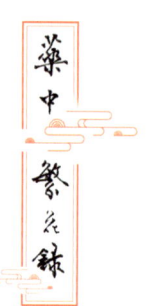

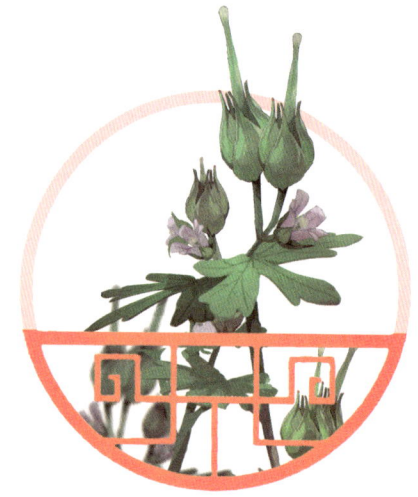

花之寓意

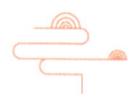

老鹳草象征着坚强、独立和沉着冷静。老鹳草的花朵虽不如繁花艳丽,但却展现出了一种从容不迫的生命力,仿佛在任何环境中,它都能坚韧生长、默默绽放。它不仅是野外生存的强者,更是内心淡定与独立的象征。老鹳草被视为冷静自持与独立精神的体现,常用来鼓励那些在困境中保持冷静、不轻易被打倒的人。赠送一束老鹳草,便是传递一种力量,象征着在逆境中依然坚守自我、沉着面对挑战的精神。

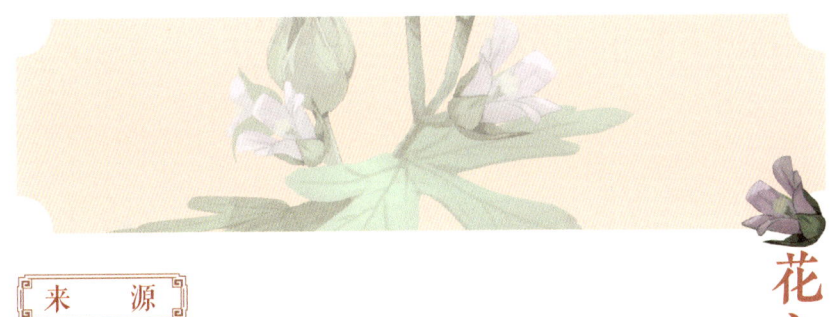

花之疗愈

来源

老鹳草为牻牛儿苗科植物牻牛儿苗 Erodium stephanianum Willd.、老鹳草 Geranium wilfordii Maxim. 或野老鹳草 Geranium carolinianum L. 的干燥地上部分，前者习称"长嘴老鹳草"，后两者习称"短嘴老鹳草"，夏、秋二季果实近成熟时采割，捆成把，晒干。

药用出处

老鹳草最早见于《救荒本草》，用于救荒食用。其药用首载于《本草纲目拾遗》，如曰："去风疏经活血，健筋骨，通络脉，损伤痹症，麻木皮风，浸酒常饮，大有效。或加桂枝、当归、红花、芍药等味，入药用茎嘴。"

性味归经

性平，味辛、苦。归肝、肾、脾经。

功效主治

祛风湿，通经络，止泻痢。用于风湿痹痛，麻木拘挛，筋骨酸痛，泄泻痢疾。

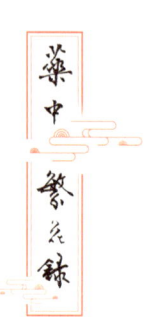

用法用量

煎服，9～15克。

主要药理成分

老鹳草中的主要化学成分为鞣质类、黄酮类、有机酸类及挥发油类，还含有少量的三萜、甾醇、木脂素、有机酯等类化合物。

药理作用

1. 抗菌和抗病毒作用：老鹳草含有丰富的鞣质，对多种化脓性细菌及肠道病原菌等具有不同程度的抑菌或杀菌作用。

2. 抗炎和镇痛作用：老鹳草具有抗炎镇痛的作用。提取物乙酸乙酯部分可明显延长小鼠第一次舔足时间且具有抑制扭体的作用。此外，乙酸乙酯部分和水部分可明显抑制由二甲苯所致的小鼠耳肿胀。

3. 止泻作用：老鹳草中的鞣质成分对治疗腹泻有较好的效果，能够有效减少因番泻叶或蓖麻油引起的小鼠腹泻次数；同时，它还可以明显抑制小鼠正常以及肠道功能过度活跃时的胃肠推进速度，表现出较好的止泻和调节肠道功能作用。

老鹳草茶

配方：老鹳草6克。

用法：泡水，代茶饮。

功效：活血通络，祛风除湿。

老鹳草香菇汤

配方：老鹳草10克，新鲜香菇200克，生姜2片，香葱、食盐、高汤适量。

用法：香菇洗净去蒂，老鹳草冲洗浮尘。锅中加入高汤、香菇、老鹳草、姜片、香葱等，大火煮沸后转小火慢炖20分钟。待香菇软熟后，去除老鹳草，加入食盐调味即可。

功效：祛风除湿，活血通络，化浊降脂。

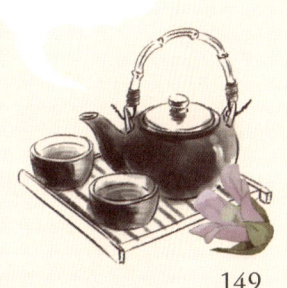

花之语录

老鹳草

　　老鹳草的花朵小巧而坚韧，常于草木间默默绽放。它的紫色花瓣在微风中摇曳，仿佛传递着自然的温柔与坚定。尽管身形纤细，老鹳草却有着不屈的品格，不论风雨侵袭，始终挺立。它从不为外界的目光所动摇，默默吸收阳光，扎根大地。人们常忽略它的存在，然而它从不因此沉沦，而是以静默的姿态，展示着无声的力量。人生如同老鹳草，哪怕我们不被注意，但内心的坚韧与自我成长，便足以撑起自己的天空，无须他人见证。正是这份平凡中的坚毅，让我们在人生的风雨中可以找到属于自己的力量。

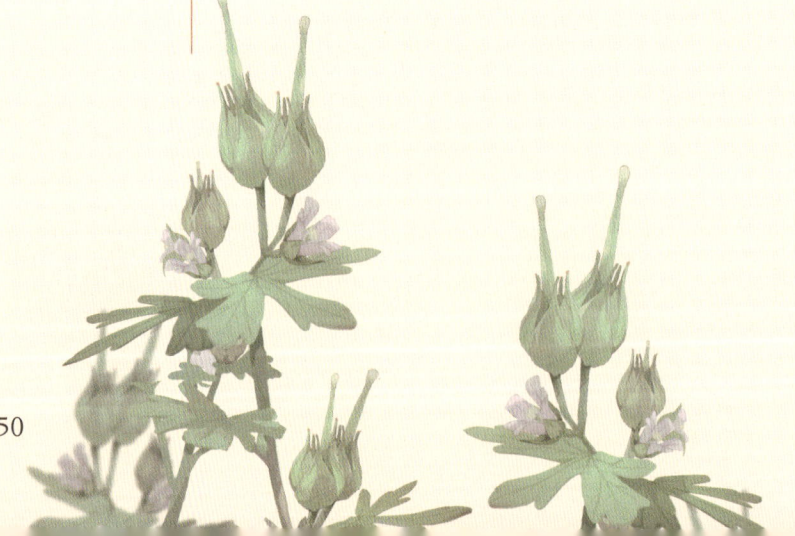

妙笔生花

—— 画一朵属于你的老鹳草吧。

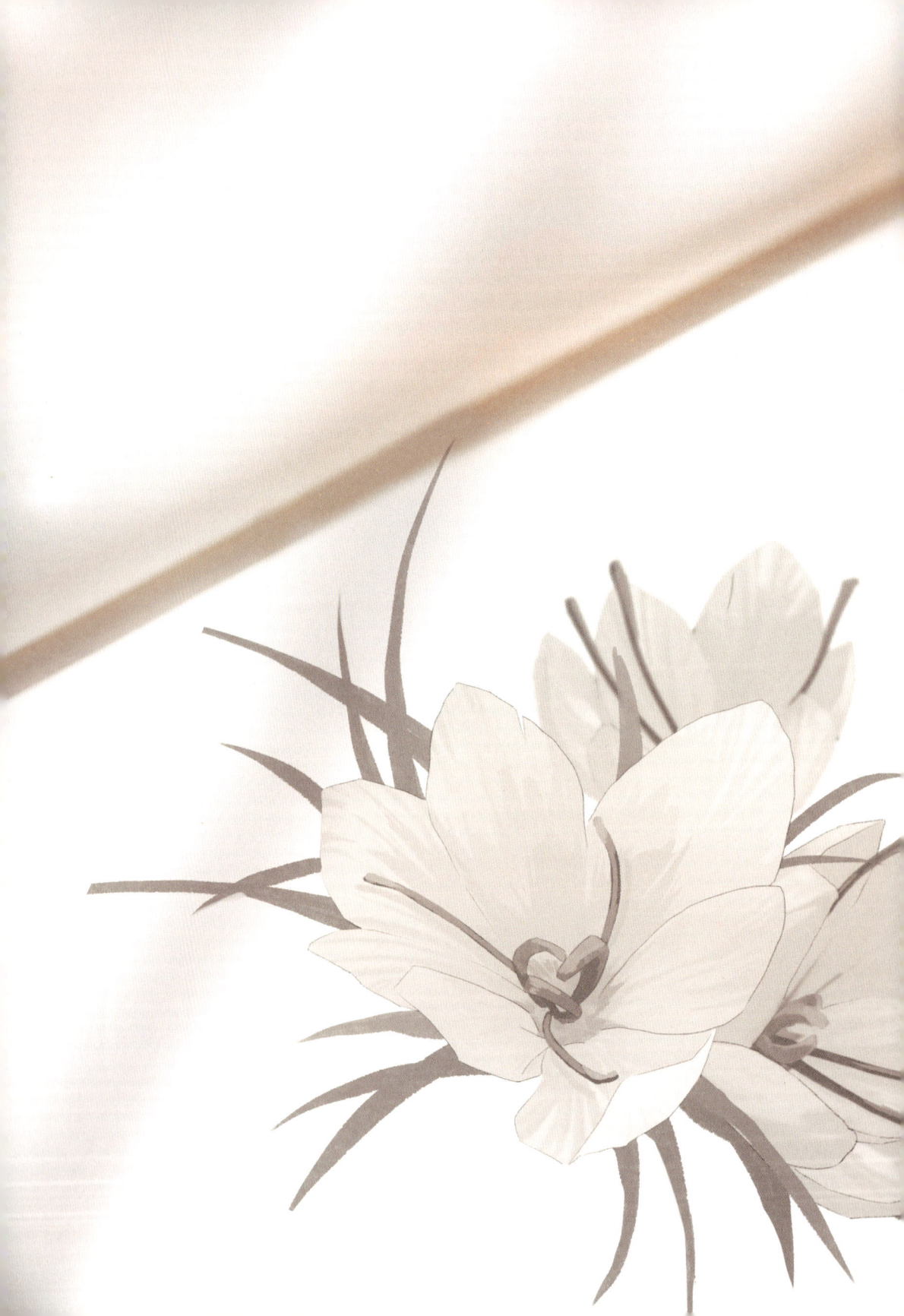

西红花
Xi hong hua

美丽／尊贵／激情

西红

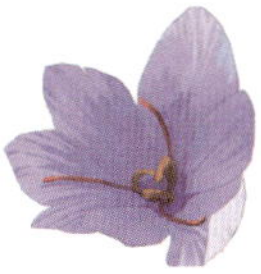

CROCI STIGMA

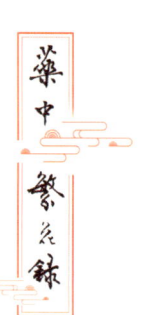

花之寓意

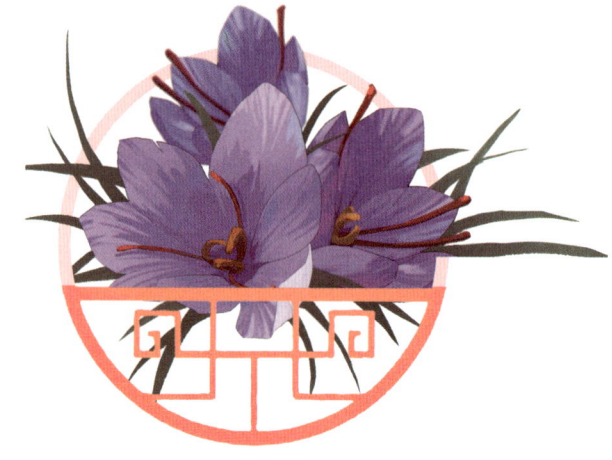

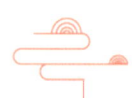

  西红花，又名藏红花，以其鲜艳的紫红色花瓣和独特的香气而著称，被誉为"花中之王"。西红花的花语寓意美丽、尊贵与激情。每年秋季，西红花在阳光的沐浴下悄然开放，花朵宛如盛装的女子，散发出温暖的光辉，代表着生命的美丽与希望。它因稀有而珍贵，古代药典将其记载为疗愈之品。赠送一束西红花，是热烈与珍贵情感的传递，更是对美好未来的期许。

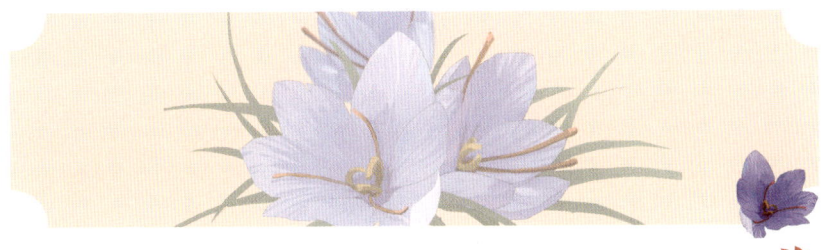

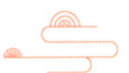
花之疗愈

来　源

西红花为鸢尾科植物番红花 Crocus sativus L. 的干燥柱头。

药用出处

西红花药用最早见于明代《本草品汇精要》，书中记载："主散郁调血，宽胸膈，开胃进饮食，久服滋下元，悦颜色，及治伤寒发狂。"

性味归经

性平，味甘。归心、肝经。

功效主治

活血化瘀，凉血解毒，解郁安神。用于经闭癥瘕，产后瘀阻，温毒发斑，忧郁痞闷，惊悸发狂。

用法用量

煎服或沸水泡服，1~3克。

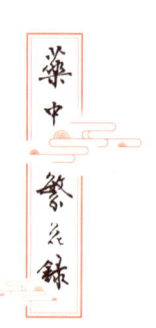

注意事项

孕妇慎用。

主要药理成分

西红花的化学成分主要包括萜类和黄酮类等化合物。特别是其中的西红花苷、西红花酸、苦藏花素和藏红花醛是西红花的主要药效成分。

药理作用

1. 抗抑郁作用：西红花提取物具有抗抑郁的作用，这可能与西红花苷-Ⅰ、西红花苷-Ⅱ和藏红花醛对肾上腺嗜铬瘤细胞（PC12）的影响有关。

2. 治疗心血管疾病：西红花苷可通过调节细胞外调节蛋白激酶（ERK）通路和低密度脂蛋白受体转录使ERK活化增强，抵抗高血压、高血脂产生的机体异常；同时，西红花苷还可以通过降低心室肌细胞内钙离子浓度、促进缺氧/复氧心肌细胞增殖等多种途径发挥心血管保护作用。

3. 抗肿瘤作用：西红花中的西红花苷具有抗肿瘤作用，如西红花苷可通过降低血管内皮生长因子和基质金属蛋白酶的表达水平，从而起到抗肿瘤效果。

西红花茶

配方： 西红花 3～5 根。

用法： 准备适量的西红花，通常使用 3～5 根即可，根据个人口味调整。还可以配备一些其他茶叶或花草，如绿茶、枸杞、玫瑰花等，来增加风味。

功效： 活血化瘀，凉血解毒。

西红花百合粥

配方： 西红花 3 根，鲜百合 50 克，莲子 15 克，大枣 3 枚。

用法： 莲子提前浸泡，鲜百合剥瓣洗净。锅中加水，放入莲子、大枣，大火煮沸后转小火煮至莲子软烂。加百合，继续煮 10 分钟。关火前 3 分钟放入西红花，稍煮至汤色金黄。

功效： 解郁安神，调经养颜，滋阴润燥。

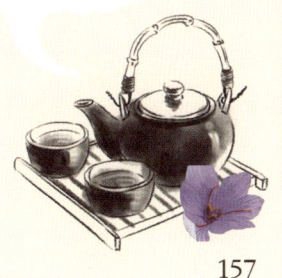

花之语录

西红花

西红花,宛如自然界的瑰宝,散发着独特的香气与鲜艳的色彩,仿佛在传递着一种无形的力量。它的花朵虽小,却蕴含着丰厚的生命力,象征着尊贵与珍贵。其鲜艳的色泽和温暖的气息,让人感受到一种温柔的鼓励,仿佛在告诉我们,无论生活多么艰难,都能在细微之处找到希望与美好。西红花不仅在美丽的外表中彰显独特气质,更因其珍稀和神秘而被视为治疗与滋养的象征。它的花瓣承载着古老智慧的传承,提醒我们珍视内心的力量。饮用西红花茶,既是品味其芬芳的过程,更是与自然对话、与自我和解的旅程。每一口都是对生命的致敬,激励着我们在风雨中依然坚韧不拔,追寻心中的光明。

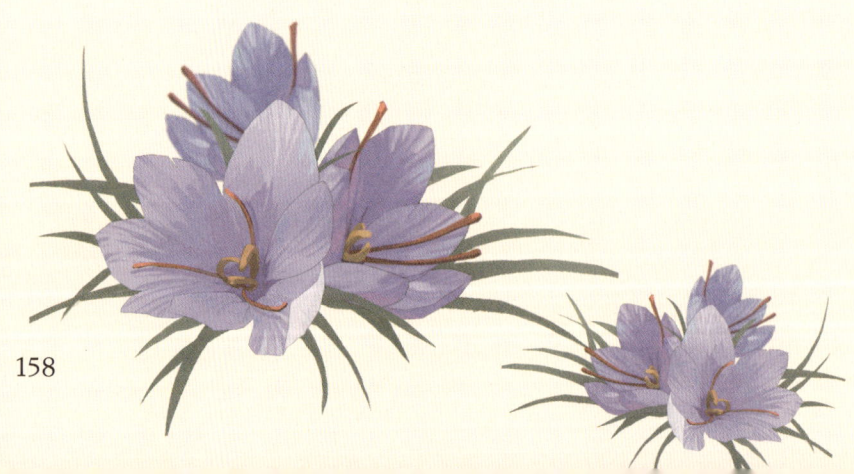

妙笔生花

画一朵属于你的西红花吧。

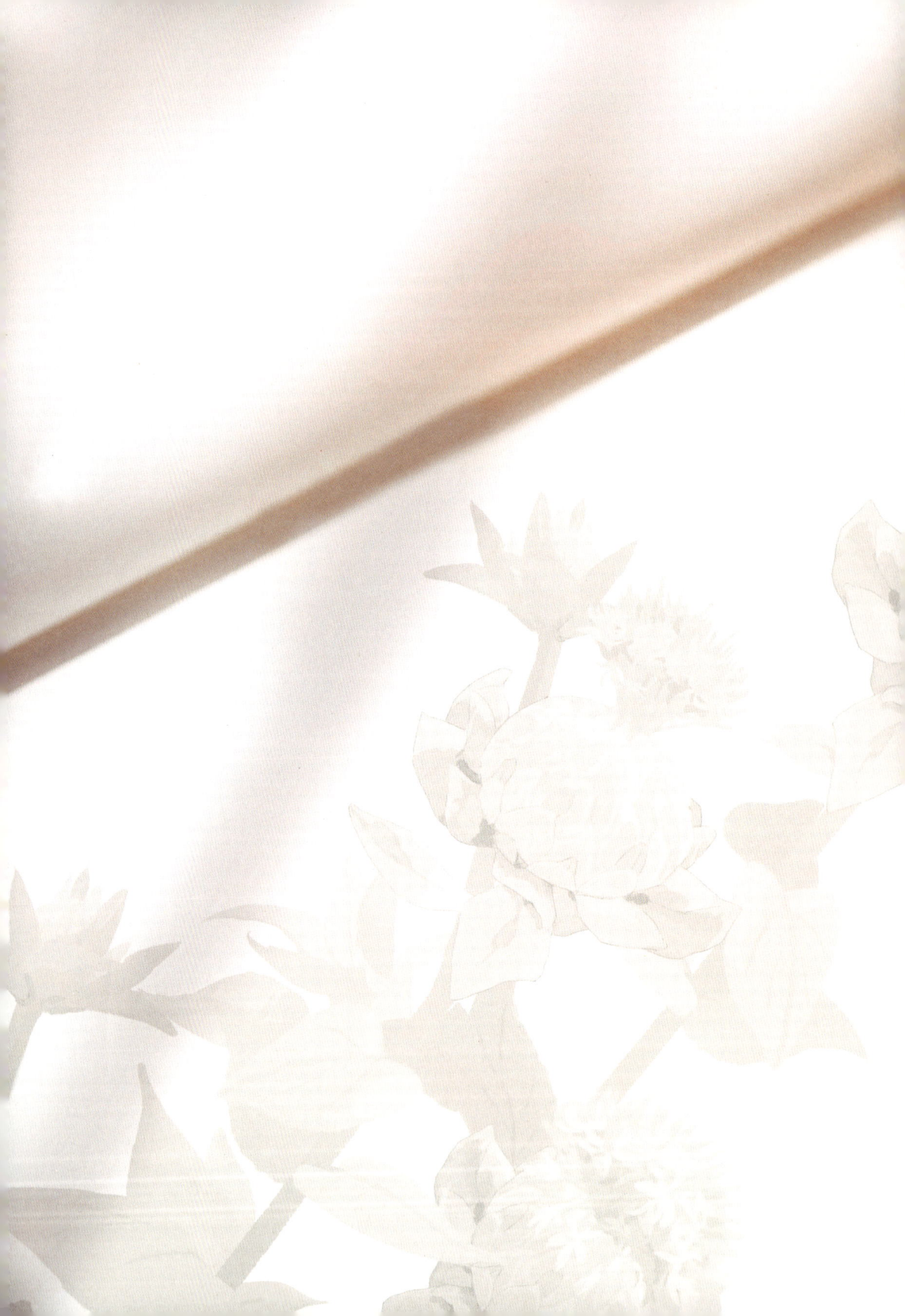

红花

热情 / 爱情 / 勇气

Honghua

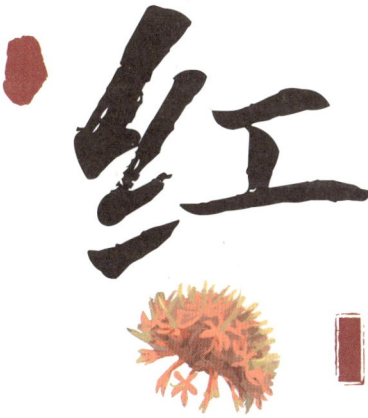

红

CARTHAMI FLOS

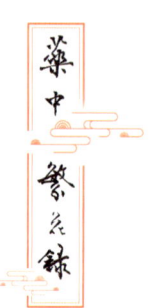

花之寓意

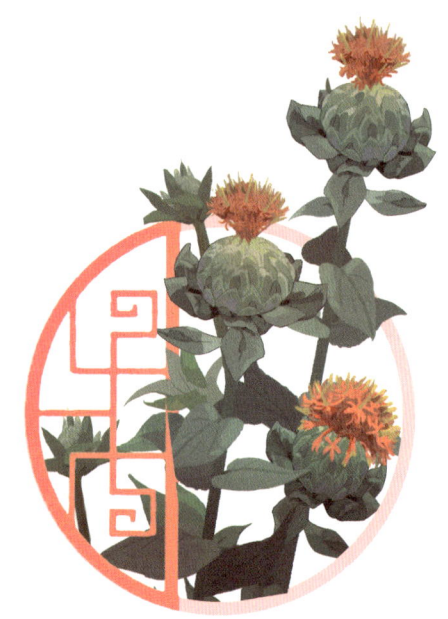

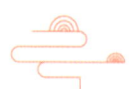

  红花，宛如热烈的火焰，常在春末夏初悄然绽放，展现出无限生机。它的花瓣层层叠叠，色泽鲜艳，散发着浓郁的芳香，受到无数蜂蝶的青睐。每一朵红花都像是一颗跳动的心，充满了生命的热情与渴望。红花的花语象征着热情、爱情和勇气，是对生活美好愿景的生动表达。在古代，"红花"还寓意着豪情与志向，激励人们在追求理想的路上不畏艰难。

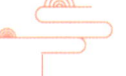

花之疗愈

来　源

红花为菊科植物红花 Carthamus tinctorius L. 的干燥花。夏季花由黄变红时采摘,阴干或晒干。

药用出处

红花药用最早见于《新修本草》,"治口噤不语,血结,产后诸疾"。

性味归经

性温,味辛。归心、肝经。

功效主治

活血通经,散瘀止痛。用于经闭,痛经,恶露不行,癥瘕痞块,胸痹心痛,瘀滞腹痛,胸胁刺痛,跌扑损伤,疮疡肿痛。

用法用量

煎服,3~10克。

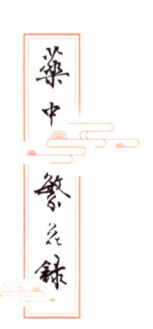

注意事项

孕妇慎用。

主要药理成分

红花药理成分包括含有醌氏查尔酮类、黄酮类、生物碱、聚炔类、木脂素、脂肪酸等多种化合物。此外,红花中还含有亚精胺类化合物以及铁、镁等矿物质。

药理作用

1. 抗氧化和神经保护作用:红花中的红花黄素具有明显的体外抗氧化作用,红花黄色素B和羟基红花黄色素A是其主要的抗氧化成分。红花黄素通过减少自由基的产生,降低脂质过氧化,抑制脊髓周围神经细胞的凋亡,对损伤的脊髓组织也具有保护作用。

2. 抗炎和镇痛作用:红花具备显著的抗炎和镇痛活性。红花提取物能够明显改善溃疡性结肠炎大鼠的结肠损伤和炎症反应,其机制可能与促使白细胞介素-4的释放以及降低白细胞介素-1β的表达有关。

花开忘忧

红花茶

配方： 红花3克，枸杞5克，大枣3枚。

用法： 将红花、枸杞和大枣冲洗干净，放入杯中。注入500毫升80～90℃的热水，加盖闷泡8分钟，待茶汤呈金黄色，香气释放。茶温适宜后即可饮用。

功效： 活血养颜，疏肝解郁。

红花炖鸡

配方： 红花5克，鸡腿肉200克，生姜3片，香葱、盐、料酒适量。

用法： 鸡腿肉洗净切块，用少许盐和料酒腌制10分钟；热锅加少许油，爆香姜片后放入鸡肉翻炒至表面微黄；加入清水，大火煮沸后撇去浮沫；转小火，加入红花，盖上锅盖慢炖25～30分钟；最后加入适量香葱和盐调味即可。

功效： 活血化瘀，通络止痛，增强免疫。

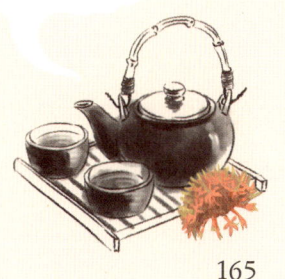

花之语录

红花

红花,宛如燃烧的火焰,绽放于春夏之间,象征着热情与生命的活力。其鲜艳的色彩和浓郁的香气,仿佛在诉说着一种无畏的品格,鼓舞着人们勇敢追求梦想。红花的盛开不仅装点了大地,更激励着每一个人去勇于面对生活的挑战。它以坚韧的姿态,生长于各种环境中,传递着坚持与希望的力量。红花常被赋予深厚的情感寄托,表达爱与美的向往。无论在静谧的花园还是繁忙的城市,红花总是以它独特的姿态,提醒我们珍惜当下,勇敢追梦。每一朵红花的绽放,都是对生命的致敬,激励着我们在追求中不断成长,勇敢面对未来的每一个可能。

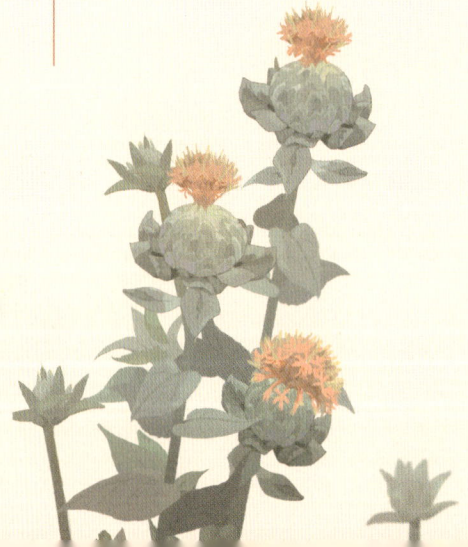

妙笔生花

画一朵属于你的红花吧。

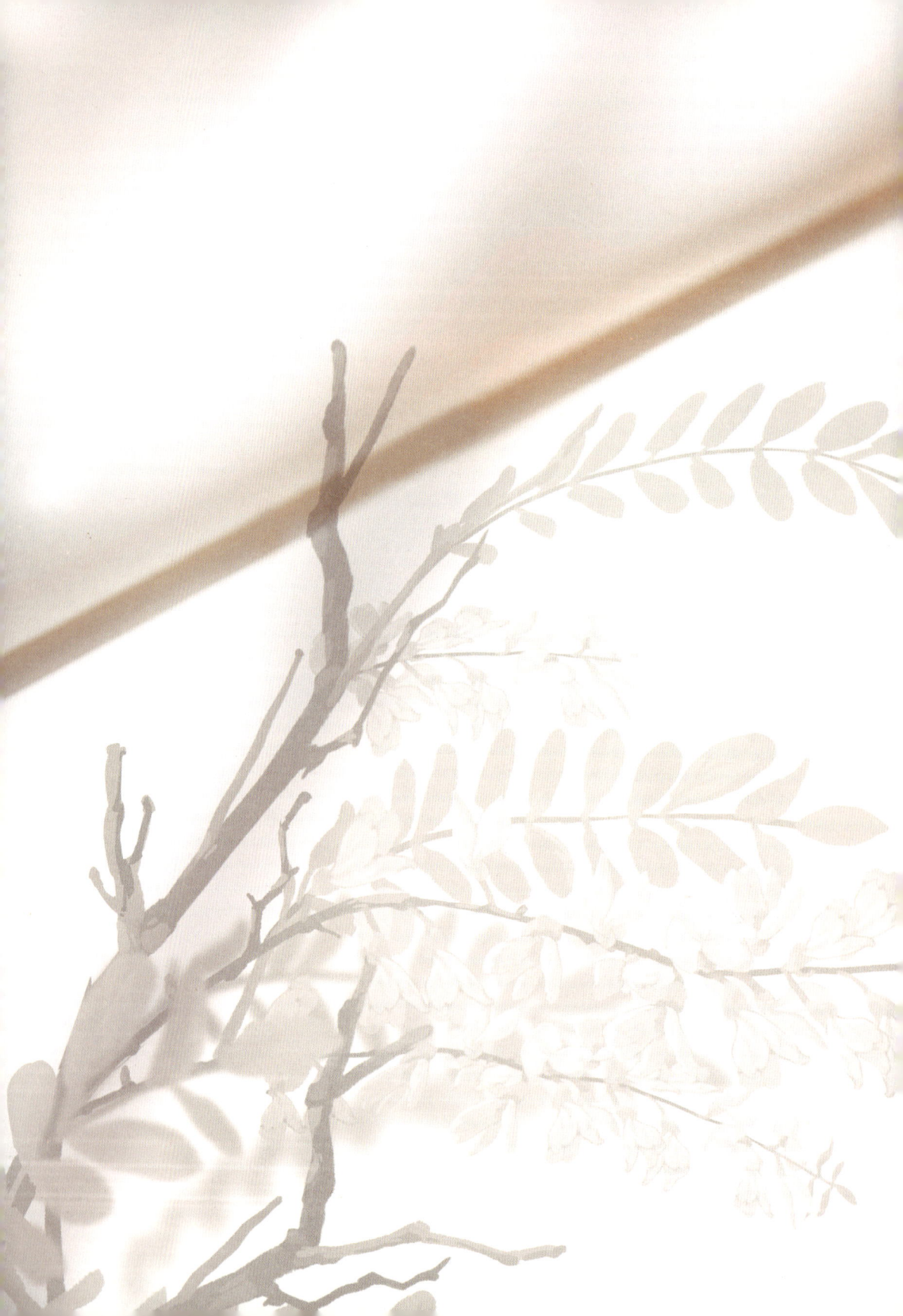

槐花
Huai hua

美丽／守护／爱意

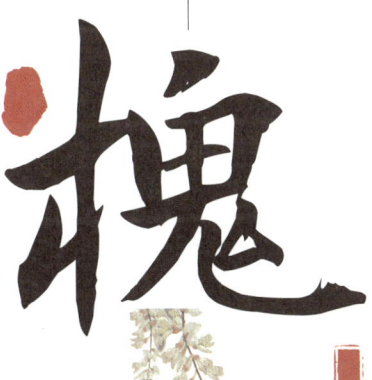

SOPHORAE FLOS

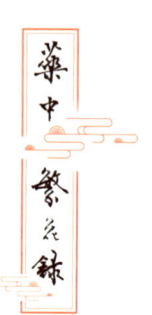

花之寓意

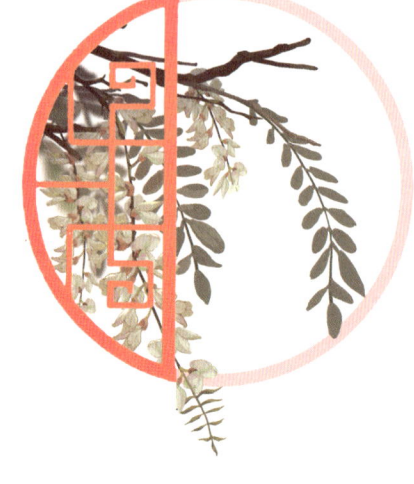

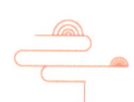

槐花在中国各地都有普遍种植，是一种常见的花。它的颜色淡纯洁净，莹润如玉。又因为它开在春季，所以槐花的花语就是美丽晶莹，脱尘出俗，春之爱意。从《周礼》中的"三槐九棘"到《天仙配》中的仙凡之恋，槐树见证了无数历史的沧桑与爱情的坚贞。在古代，槐树被视为守护之树，常植于庭院、庙宇，为人们遮风挡雨，守护一方安宁。而槐花，则以其纯洁无瑕的美丽，成为了爱情的象征，在民间传说中，槐树更是见证了许多美好的姻缘。

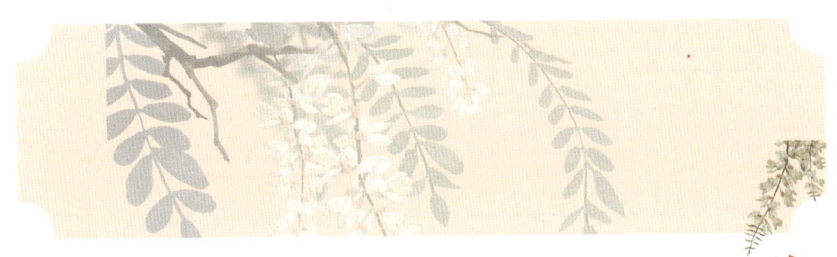

花之疗愈

来　源

槐花为豆科植物槐 Styphnolobium japonicum (L.) Schott 的干燥花及花蕾。夏季花开放或花蕾形成时采收，及时干燥，除去枝、梗及杂质。前者习称"槐花"，后者习称"槐米"。

药用出处

槐花首载于《日华子本草》，"治五痔，心痛，眼赤，杀腹藏虫及热，治皮肤风，并肠风泻血，赤白痢"。《本草纲目》进一步补充了槐花功效，"炒香频嚼，治失音及喉痹，又疗吐血衄血，崩中漏下"。

性味归经

性微寒，味苦。归肝、大肠经。

功效主治

凉血止血，清肝泻火。用于便血，痔血，血痢，崩漏，吐血，衄血，肝热目赤，头痛眩晕。

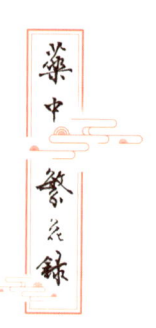

用法用量

煎服，5～10克。

主要药理成分

槐花含有黄酮、皂苷、多糖、鞣质等化学成分。其中，黄酮、皂苷等是其主要的药理活性成分。

药理作用

1. 心血管保护作用：槐花有降血压、扩张冠状动脉等作用。槐花中的芦丁和三萜皂苷等药用成分，具有增强毛细血管韧性、防止冠状动脉硬化、降低血压、改善心肌循环的功效。槲皮素有降低血压、减少毛细血管脆性、增加冠状动脉血流量等作用。

2. 抗氧化作用：槐花中的黄酮类成分具有抗氧化活性。特别是对超氧阴离子自由基和二苯代苦味肼基自由基的清除能力较强。槐花中除黄酮类物质外，还含有多种具有强抗氧化能力的活性物质。

3. 抗菌作用：槐花精油对金黄色葡萄球菌、威尔斯李斯特菌、埃希氏大肠杆菌等有抑制作用，其中对金黄色葡萄球菌的抑制作用最为突出。丁香酚、芳樟醇等物质可能是槐花精油中的主要抑菌成分；芦丁和槐花多糖具有抑菌活性，对金黄葡萄球菌的抑菌活性最强。

4. 止血作用：槐花提取物芦丁、槲皮素、鞣质等成分具有止血作用。槐花制炭后能显著缩短正常大鼠出血时间和血浆复钙时间，作用强于生品，提示槐花制炭后止血作用显著增加。

槐花蜜饮

配方： 槐花5克，蜂蜜15克，鲜薄荷叶2片。

用法： 将槐花、薄荷叶洗净备用。将槐花放入杯中，倒入80℃热水闷泡10分钟。加入薄荷叶再闷泡1分钟。待水稍凉后倒入蜂蜜，搅拌均匀即可。

功效： 清热凉血，解郁醒神。

马齿苋槐花粥

配方： 马齿苋80克，槐花20克，大米80克，大枣3枚。

用法： 马齿苋焯水，切碎备用。将槐花洗干净，晾干研磨过筛。锅中加入大米、大枣，加适量水，大火煮沸转小火熬至米开花，关火前5分钟加入马齿苋、槐花即可。

功效： 清热解毒，凉血止血。

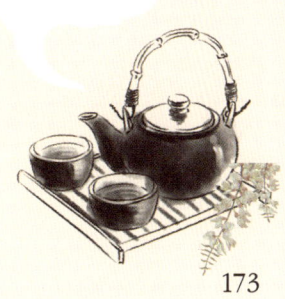

花开忘忧

花之语录

槐花

槐花飘香的季节，每一朵洁白的花穗都在诉说着坚持与梦想。它们不似牡丹雍容，不像玫瑰般娇艳，却在平凡中绽放出不屈的生命力。槐花黄，举子忙。古往今来，槐花见证了无数寒窗苦读的学子，映照着青灯黄卷的剪影。岁岁年年，它凝望着那些为理想执笔疾书的追梦人，在时光流转中，无声见证着一代代读书人最明亮的青春。它告诉我们，真正的美丽不在于外表的华丽，而在于内心的坚韧与执着。槐花在风雨中依然傲然挺立，我们也应在逆境中保持信念，在平凡中追求卓越。让槐花的清香成为我们前行的动力，愿每一个追梦人都能如槐花般，在属于自己的季节里，绽放出动人的光彩，书写出绚丽的篇章。

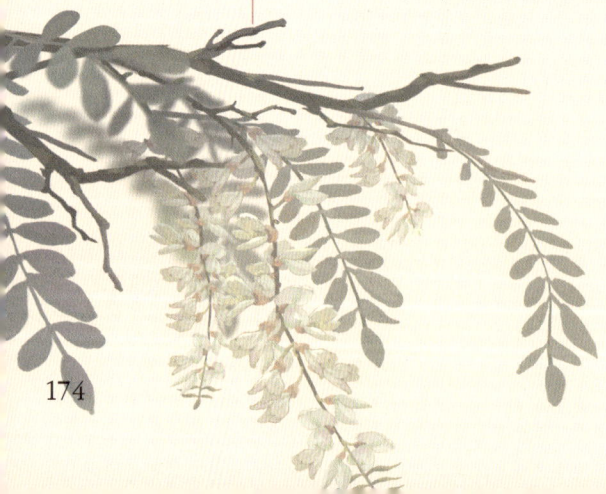

妙笔生花

画一朵属于你的槐花吧。

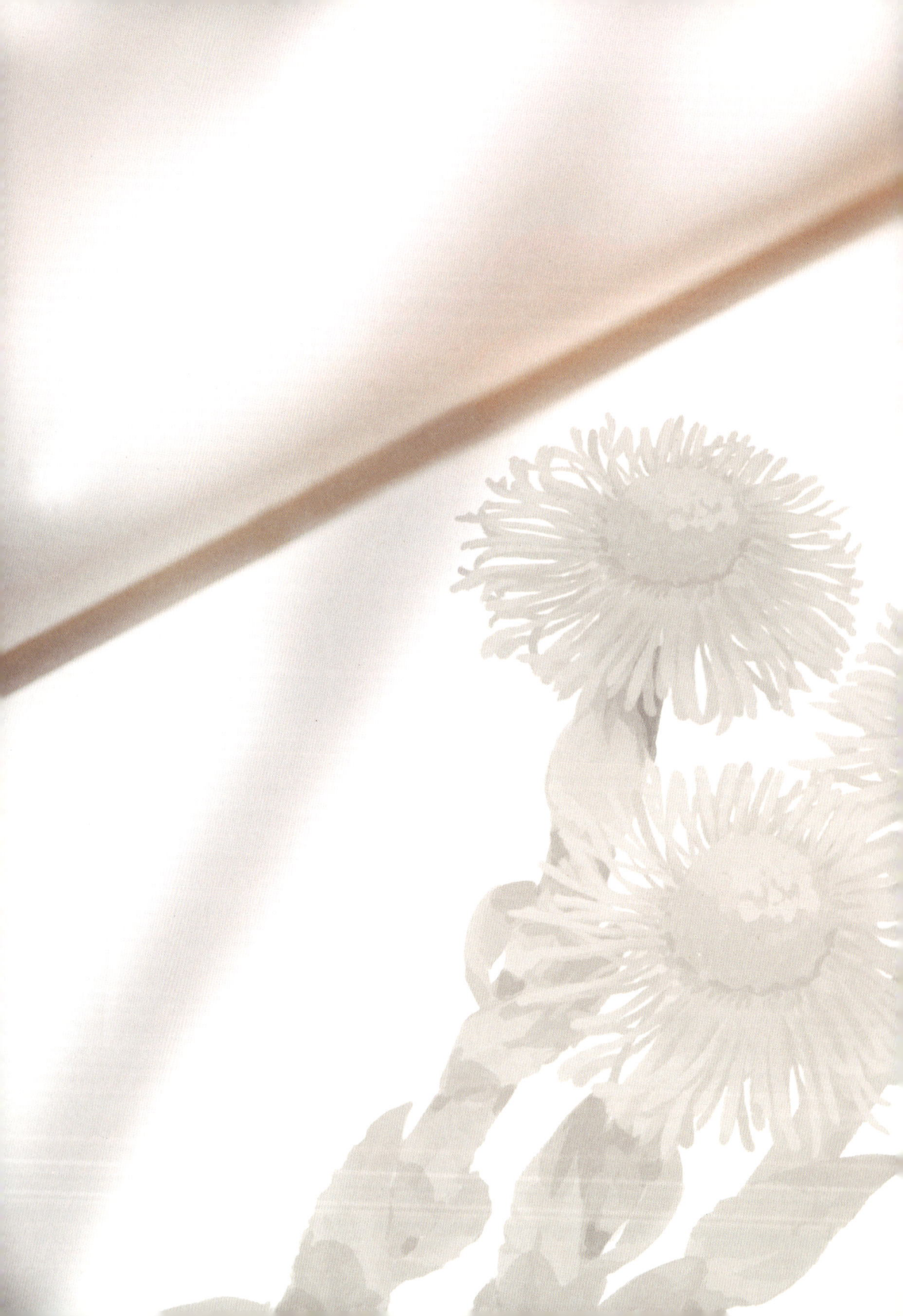

款冬花

坚贞／温暖／关怀

Kuan dong hua

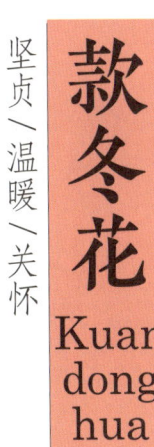

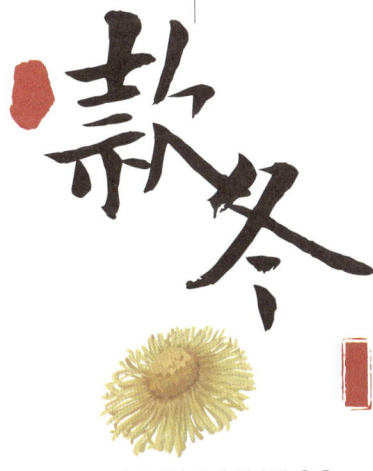

FARFARAE FLOS

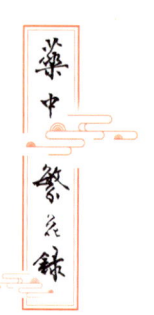

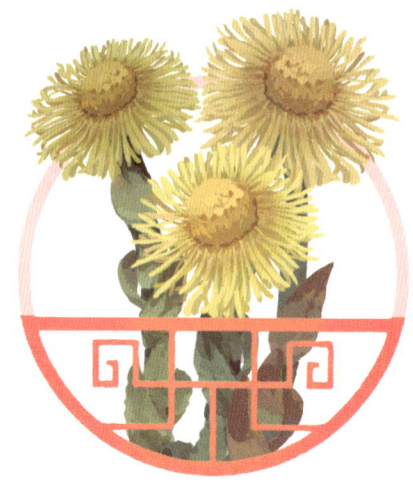

花之寓意

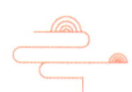

款冬花，顾名思义与"冬"有关。西晋时期著名文学家傅咸的《款冬赋》中写道："余曾逐禽，登于北山，于时仲冬之月也。冰凌盈谷，积雪被崖，顾见款冬，炜然始敷。"由此可见，款冬花旺盛的生命力可见一斑。在民间传说中，款冬花更是被赋予了神奇的力量，相传它是由一位为救治百姓而牺牲的仙女所化，其花朵中蕴含着无尽的关怀与温暖。款冬花的花语"坚贞、温暖、关怀"，正是对其品格的完美诠释。它不仅在严冬中坚守着自己的美丽，更以其独特的药用价值为人们带来健康与希望。

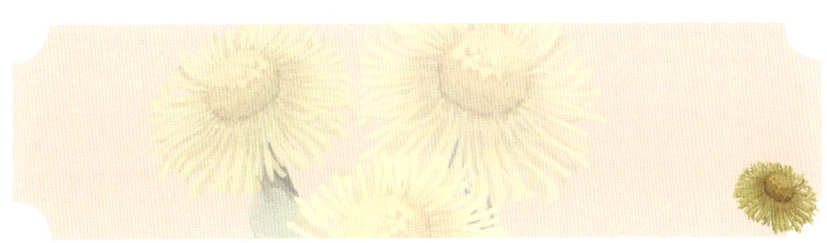

花之疗愈

来源

款冬花为菊科植物款冬 *Tussilago farfara* L. 的干燥花蕾。12月或地冻前当花尚未出土时采挖，除去花梗和泥沙，阴干。

药用出处

款冬花始载于《神农本草经》，"主咳逆上气，善喘，喉痹，诸惊痫，寒热邪气"。

性味归经

性温，味辛、微苦。归肺经。

功效主治

润肺下气，止咳化痰。用于新久咳嗽，喘咳痰多，劳嗽咳血。

用法用量

煎服，5～10克。

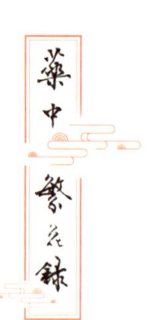

主要药理成分

款冬花包含黄酮类、甾醇类、酚酸类、生物碱、多糖、挥发油、萜类等生物活性物质，还含有鞣质、氨基酸和微量元素等成分。

药理作用

1. 镇咳、祛痰和平喘作用：款冬花中生物碱、黄酮、萜、皂苷类化合物具有镇咳作用，是款冬花的药效成分。活性成分涉及白细胞介素-2、环氧合酶-2、人核糖核酸酶A3等多个靶点及信号转导—炎症—能量代谢相关生物过程和代谢通路，具有镇咳、祛痰和平喘的作用。

2. 呼吸兴奋作用：款冬花中的款冬酮对血管平滑肌有一定作用，能够兴奋呼吸。

3. 抗血小板活化因子的作用：款冬花中款冬花酮等成分具有抑制血小板活化因子的活性，研究证实，款冬花提取物可有效抑制血小板活化因子引起的血小板聚集。

百花膏

配方：百合、款冬花各等份，蜂蜜适量。

用法：取百合、款冬花，加水适量，文火煎煮1小时，滤取药液后复煎40分钟，合并两次煎液；加入蜂蜜，浓缩收膏。每日2次，每次1匙，温水调服。

功效：滋阴润肺，化痰止咳。

川贝秋梨膏

配方：款冬花20克，百合20克，麦门冬20克，川贝母20克，秋梨500克，冰糖30克，蜂蜜50克。

用法：将款冬花、百合、麦门冬、川贝母放入砂锅中，加水煎煮取汁，过滤去除药渣。秋梨榨汁后，与冰糖一同倒入药汁中，搅拌均匀，置于小火上熬煮至浓稠。倒入蜂蜜，充分搅拌均匀，继续小火沸腾。待膏体冷却后密封保存。每日2次，每次10克，温水调服。

功效：养阴润肺，止咳平喘，生津利咽。

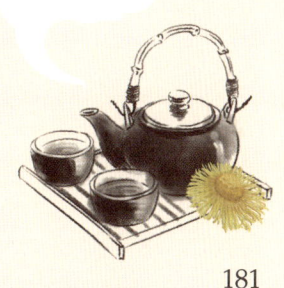

花之语录

款冬花

　　款冬花，生于冰雪，绽放坚韧之美。它如一位无畏的勇士，在严寒中唱响自己的生命旋律。当群芳争喧于春风得意，它偏于孤寂处悄然蓄力；待万籁俱息，繁花落尽，方以素雅之姿，逆时盛放，遗世而独立。款冬花用金色的花语告诉我们，生命的价值不在于时机的顺遂，而在于逆境中的坚守。纵使长夜如磐，亦须守护心火不熄，待孤勇穿行至凛冽尽头，方见那缕微芒，终将刺破寒幕，迎来破晓。

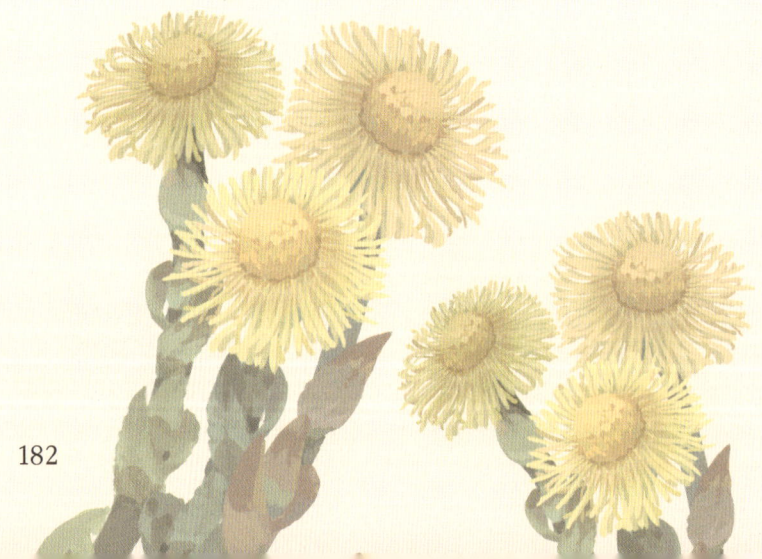

妙笔生花

——画一朵属于你的款冬花吧。

凌霄花

敬佩／声誉／威严

Ling xiao hua

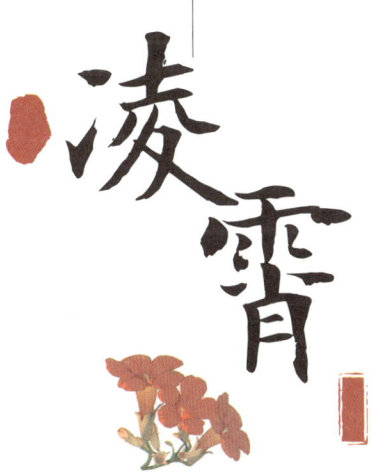

凌霄

CAMPSIS FLOS

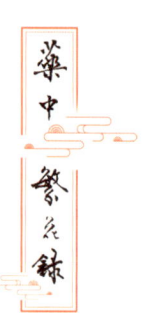

花之寓意

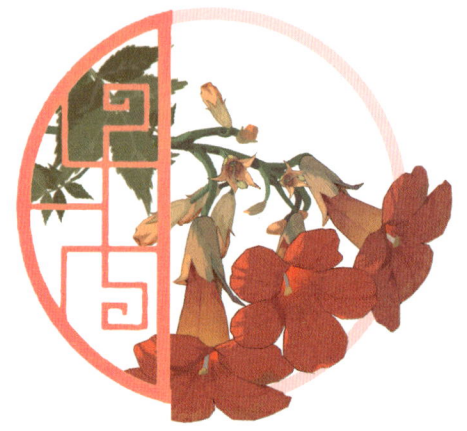

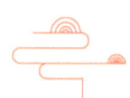

　　凌霄花攀援而上，朱红喇叭般的花朵在夏日晴空下绽放，宛如燃烧的火焰直指苍穹。这株被《本草纲目》誉为"附木而上，高数丈，故曰凌霄"的灵草，早在《诗经》时代便以"苕之华，芸其黄矣"的英姿惊艳世人。凌霄花寓意着壮志凌云，正如宋代贾昌朝诗中所赞"披云似有凌霄志，向日宁无捧日心"。凌霄花艳丽的色彩，给人一种威严之感，彰显着高贵与权势。同时，它还是母爱的象征，可用以表达对母亲的尊重与感恩。

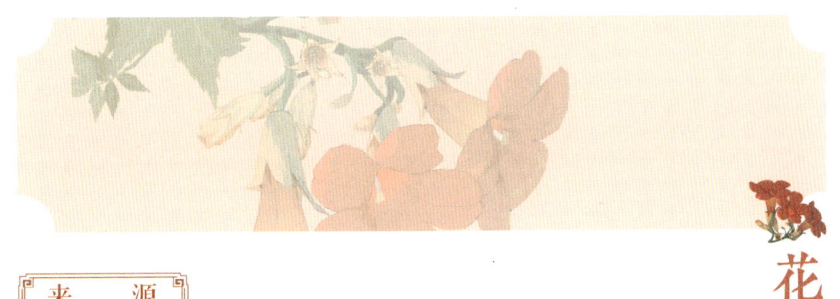

花之疗愈

来源

凌霄花为紫葳科植物凌霄 Campsis grandiflora (Thunb.) Schum. 或美洲凌霄 Campsis radicans (L.) Seem. 的干燥花。夏、秋二季花盛开时采摘,干燥。

药用出处

凌霄花药用首载于《神农本草经》,原名"紫葳",记录其有"主妇人产乳余疾,崩中,癥瘕,血闭,寒热,羸瘦,养胎"的功效。

性味归经

性寒,味甘、酸。归肝、心包经。

功效主治

活血通经,凉血祛风。用于月经不调,闭经癥瘕,产后乳肿,风疹发红,皮肤瘙痒,痤疮。

用法用量

煎服,5~9克。

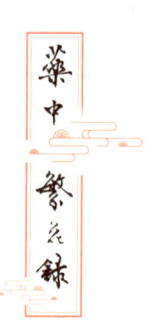

注意事项

孕妇慎用。

主要药理成分

凌霄花含黄酮类（如芹菜素）、苯乙醇苷类（如毛蕊花糖苷）、三萜类（如齐墩果酸）、甾醇类（如 β-谷甾醇）及挥发油（如芳樟醇）等药理成分。

药理作用

1. 抗菌作用： 凌霄花和叶煎剂对弗氏志贺菌、伤寒沙门菌有抑制作用。

2. 抗血栓形成作用： 凌霄花水煎液具有明显的抗血栓形成作用。凌霄花能加快红细胞电泳，增加红细胞电泳率，使血液中的红细胞处于分散状态。凌霄叶所含的三萜类和环烯醚萜类成分对胶原蛋白或肾上腺素引起的血小板凝集有一定的抑制作用。

3. 抗肿瘤作用： 凌霄花的花萼提取物对牛脑中提取的蛋白激酶C有抑制作用，在体外对皮肤癌细胞M4有一定的细胞毒性。

4. 对血管平滑肌的作用： 凌霄花水煎液对离体猪冠状动脉条具有舒张作用，可显著抑制其收缩。

5. 对子宫平滑肌的作用： 凌霄花水煎液能显著抑制离体未孕小鼠子宫收缩，显著降低子宫的收缩强度，减慢收缩频率，降低收缩活性。而对离体已孕小鼠子宫，凌霄花水煎液则能增加收缩频率、收缩强度及收缩活性。

凌霄花阿胶粥

配方： 凌霄花8克，阿胶6克，糯米60克，蜂蜜适量。

用法： 凌霄花加500毫升清水煎煮15分钟，滤取清汁。阿胶烊化备用。将粳米加入药汁中，文火熬煮成粥，关火前5分钟兑入阿胶液。每日1次，温服。

功效： 滋阴养血。

黑豆凌霄花汤

配方： 凌霄花3克，黑豆150克，猪肋排400克，盐适量。

用法： 凌霄花清水漂洗后冷水浸泡40分钟，黑豆提前浸泡至表皮舒展；猪肋排焯水去沫。将处理好的凌霄花、黑豆、猪肋排一同入砂锅，加水大火煮沸后转文火慢炖，待黑豆酥烂、汤色醇厚时加盐调味，弃去凌霄花残渣即可食用。

功效： 通络散瘀，补肾填精。

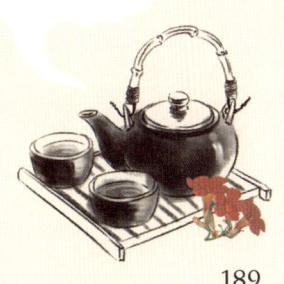

花之语录

凌霄花

凌霄之志,不畏风雨,终攀高峰展芳华。在生命的征途上,凌霄花犹如一位不屈的勇士,它不惧挑战,用坚韧的藤蔓紧紧攀附,向着阳光与天空奋力生长。每一朵盛放,皆为刺破深渊的宣言;俯首拾级者,终将以璀璨,叩问穹顶的星光。真正的成功不在于起点的高低,而在于向上的决心。愿你我皆能成为自己的凌霄,于精神绝壁之巅,铸就孤光一点,令云霓黯然,星月敛芒。

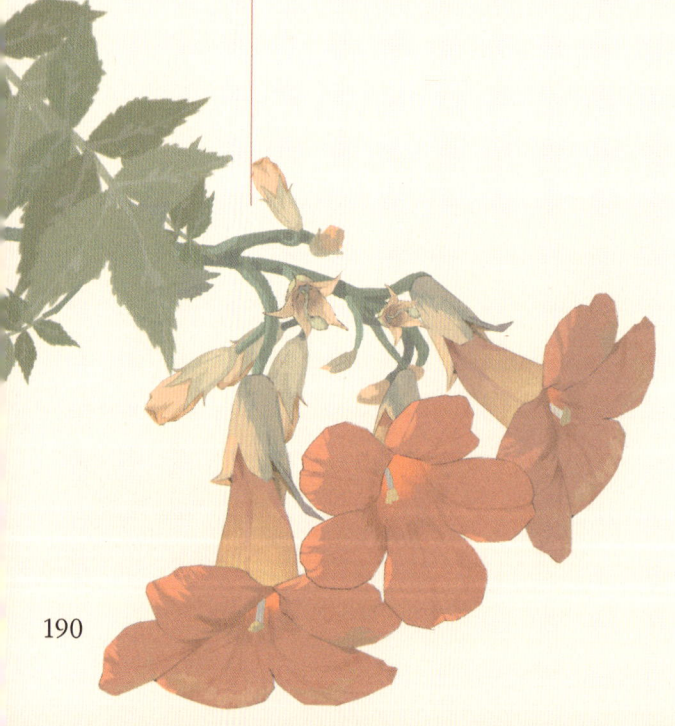

妙笔生花

—— 画一朵属于你的凌霄花吧。

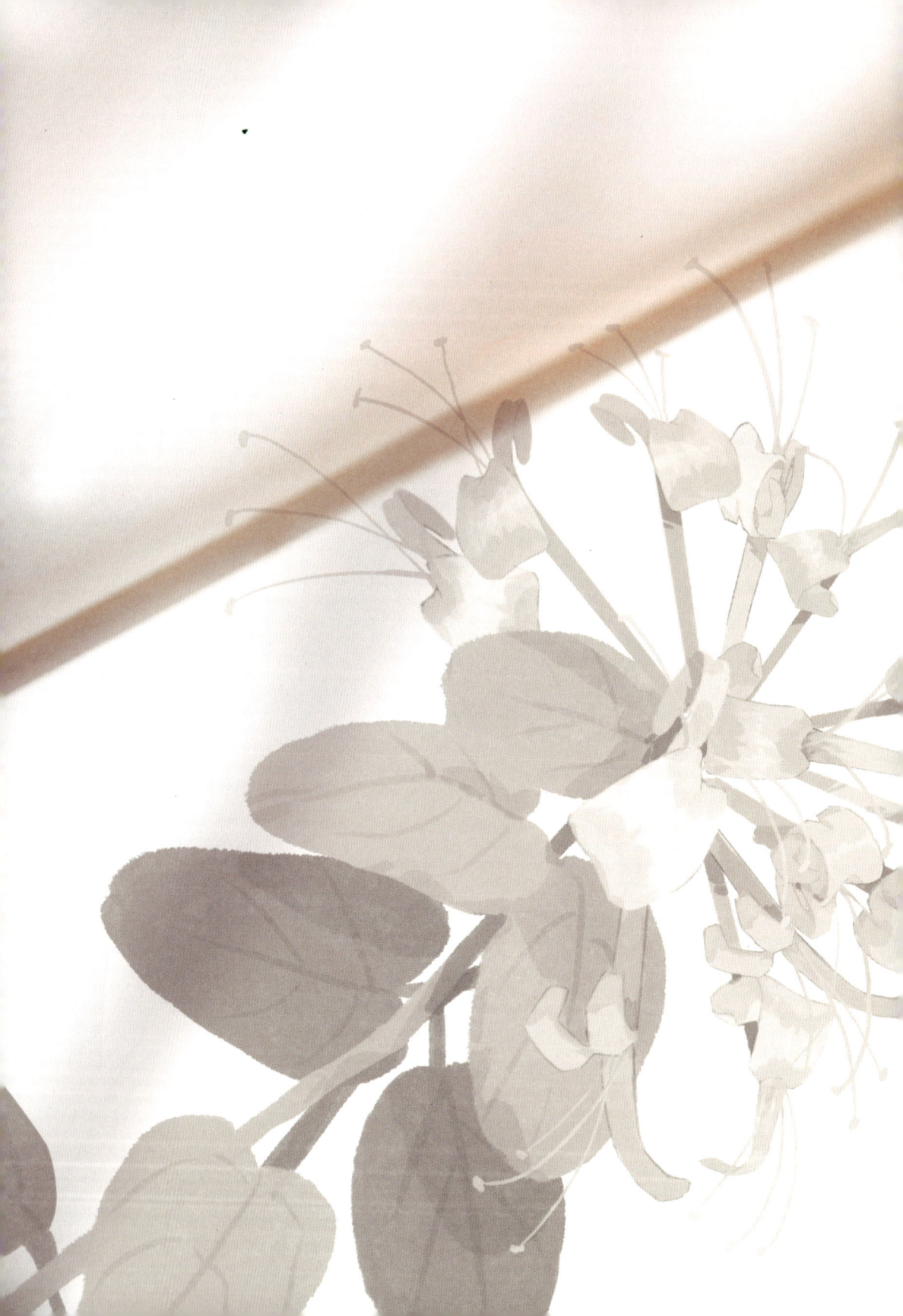

山银花

美丽／守护／爱意

Shan yin hua

山银

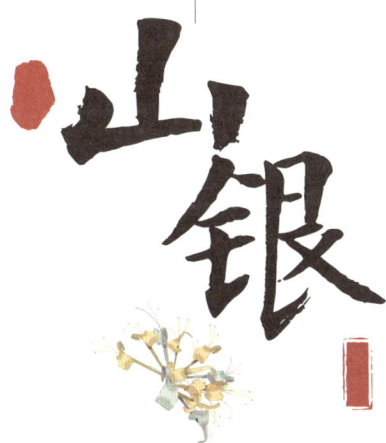

LONICERAE FLOS

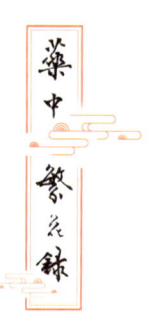

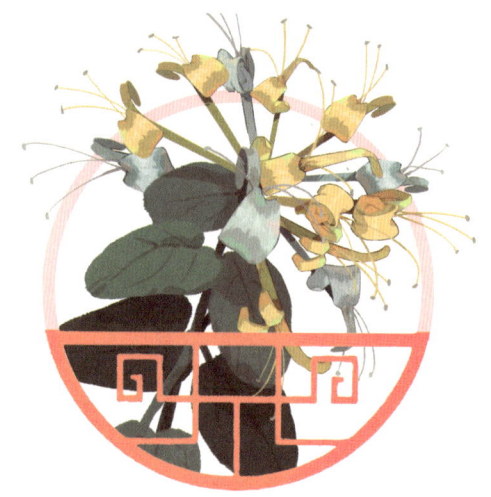

花之寓意

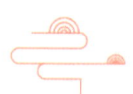

山银花，这个名字常让人误以为它是金银花，实则两者是同属异种的姊妹，但不可相互替代。山银花自古以来便在各山川丘陵间默默生长。虽不起眼，但其藤蔓蜿蜒，绿叶繁茂，花朵或洁白似玉，或淡黄若金，成双成对的生于绿叶之下，散发着淡雅的清香，看似不起眼，实则自有芬芳。山银花的花语是"美丽、守护、爱意"，正如同它在时光长河中的无声坚守。山银花不与百花争妍斗丽，却以自身的药用价值无私奉献于人间，为世人的健康默默贡献力量，成为本草世界中一颗低调却璀璨的星辰。

花之疗愈

来源

山银花为忍冬科植物大花忍冬 *Lonicera macrantha* (D. Don) Spreng.、菰腺忍冬 *Lonicera hypoglauca* Miq.、华南忍冬 *Lonicera confusa* (Sweet) DC. 的干燥花蕾或带初开的花。夏初花开放前采收,干燥。

药用出处

"山银花"作为正式植物名首次载入1977年版《中华人民共和国药典》,与忍冬共同作为"金银花"来源收载。

性味归经

性寒,味甘。归肺、心、胃经。

功效主治

清热解毒,疏散风热。用于痈肿疔疮,喉痹,丹毒,热毒血痢,风热感冒,温病发热的治疗。

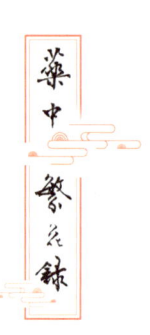

用法用量

煎服，6～15克。

主要药理成分

山银花的药理成分复杂，主要包括三萜类、黄酮类、环烯醚萜类、酚酸类以及挥发油等多种化合物。

药理作用

1. 抗菌和抗病毒作用：山银花中含有酚酸类、黄酮类的活性成分，具有显著的抑制病毒和细菌的能力。因此，山银花常被用于治疗流感、普通感冒等由病毒或细菌感染引起的疾病，对发热、咳嗽、咽喉疼痛等症状具有良好的临床疗效。

2. 解热和清热作用：山银花中的绿原酸有抗炎作用，能够降低体温，对因感冒、发热引起的高热症状具有一定的缓解作用；同时，它还能清热解毒，适用于邪热引起的咽喉肿痛、口腔溃疡等症状的治疗。

3. 抗氧化和抗炎作用：山银花中富含黄酮类、多糖等成分，具有良好的抗氧化和抗炎活性。抗氧化作用有助于消除体内自由基，减轻炎症反应，而抗炎作用则有助于缓解各种炎症引起的多种症状。此外，这些活性成分还能提高机体免疫力，增强人体的抗病能力。

山银花面膜

配方： 山银花5克，蜂蜜10克，鸡蛋清适量。

用法： 山银花研磨成粉，与蜂蜜调匀，缓慢加入打发的蛋清液，沿同一方向搅拌至膏状，均匀敷于面部，静置15分钟，温水洗净。

功效： 修复舒缓，控油净肤。

山银花茶

配方： 山银花5克，蜂蜜适量。

用法： 山银花清水漂洗去尘，热水冲泡，加入适量的蜂蜜调味。

功效： 清热解暑，疏散风热。

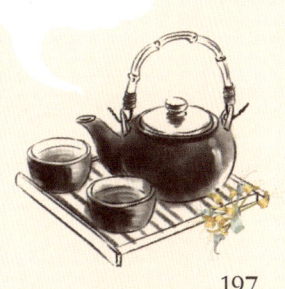

山银花

花之语录

山银花，凌绝顶而绽，素魄接天光，涤尘寰以雪魄；孤材立云表，渡世人于清寒。它用守护诠释着爱的力量，不惧风雨，默默奉献。正如人生路上的我们，愿你我皆如山银花，于寂寥处默然绽放，淬炼光阴为澄澈，以星尘入盏，待那缕余生，漫过天地苍茫。

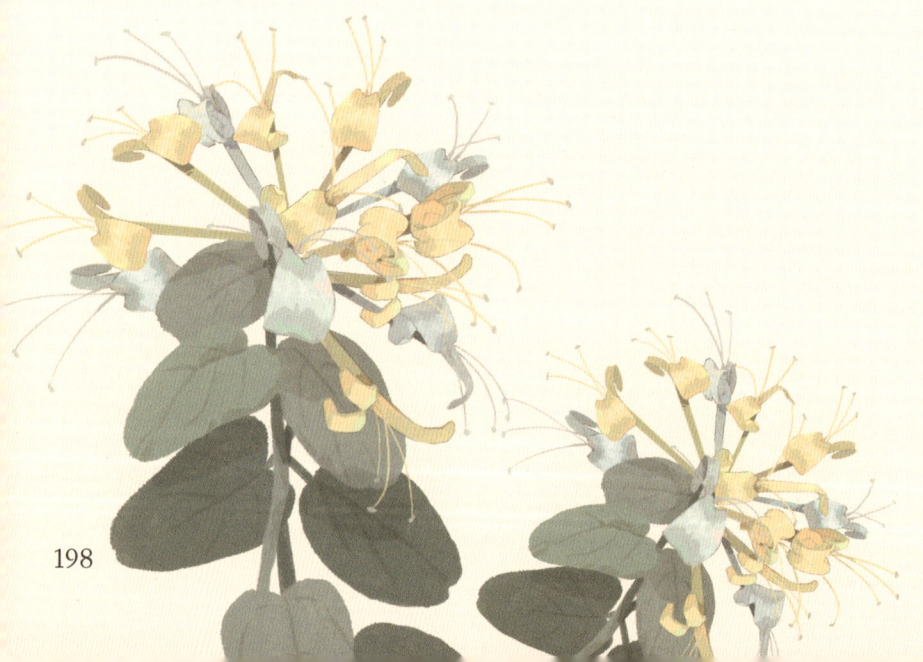

妙笔生花

——画一朵属于你的山银花吧。

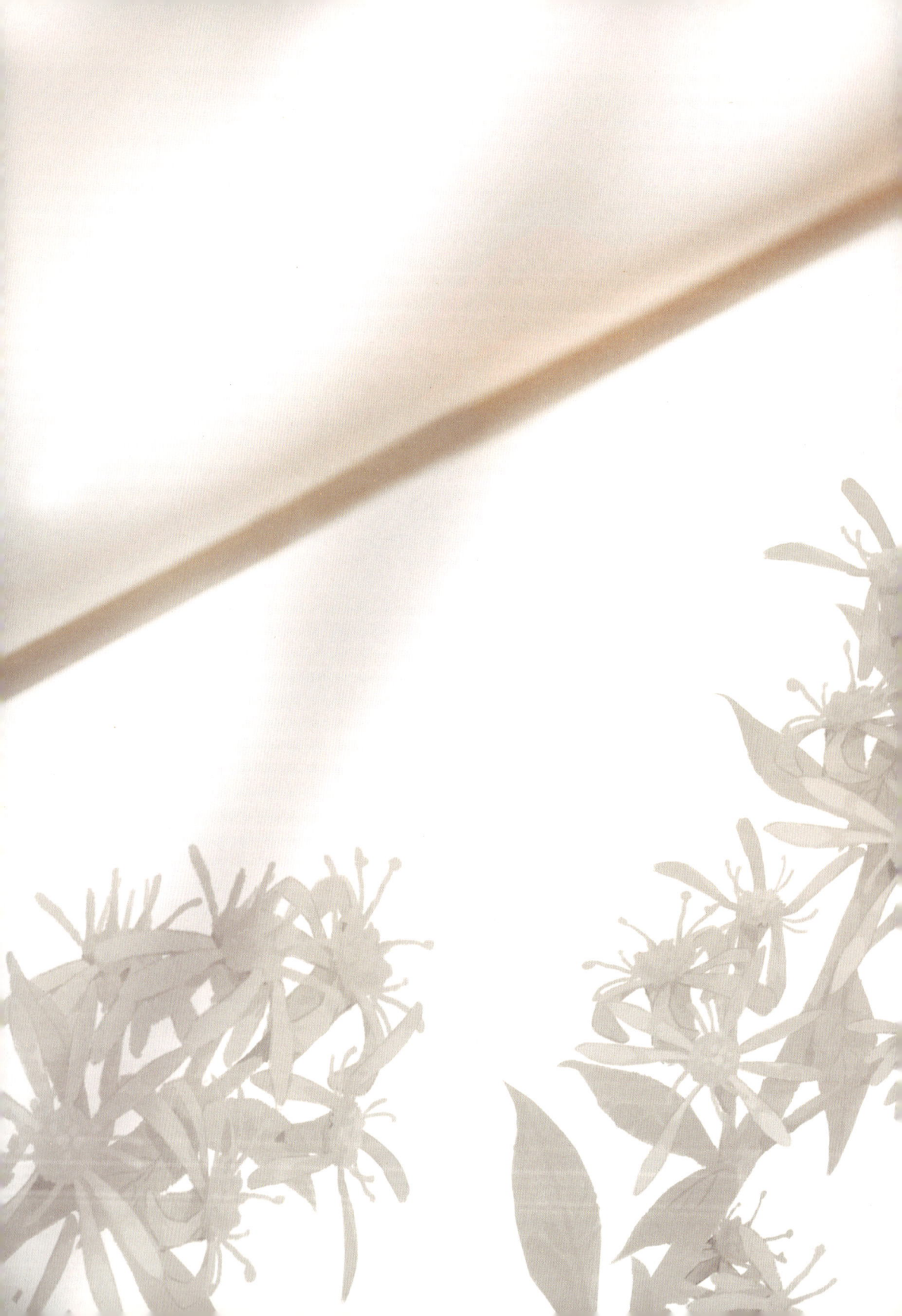

一枝黄花

繁荣／幸福

Yi zhi huang hua

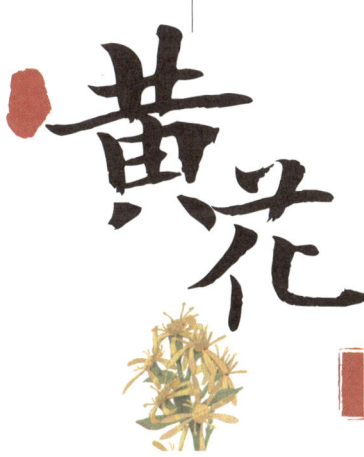

黄花

SOLIDAGINIS HERBA

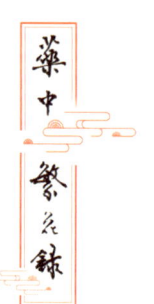

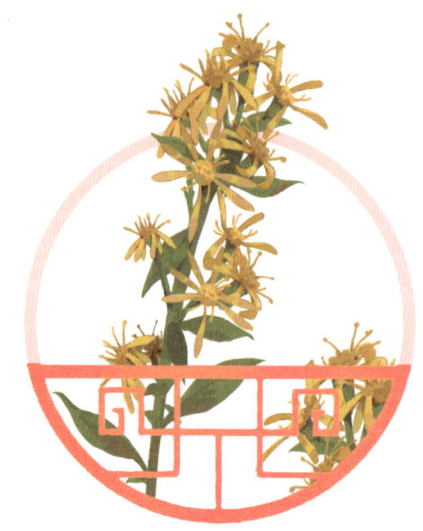

花之寓意

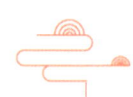

  当秋风轻拂原野,金黄的一枝黄花如璀璨星辰绽放。民间称"满山黄",自古就有繁荣的寓意。一枝黄花,花朵鲜黄,似阳光般温暖,拥有带来幸福的魔力,寓意着美好的开始。在漫长的农耕岁月里,它扎根田间,沐浴风雨,接受阳光,见证了无数次的春种秋收,成为农耕文明质朴又动人的注脚。

花之疗愈

来　源

一枝黄花为菊科植物一枝黄花 *Solidago decurrens* Lour. 的干燥全草。秋季花果期采挖,除去泥沙,晒干。

药用出处

一枝黄花药用出自《植物名实图考》,记载其能"洗肿毒"。《中华本草》详细记载了一枝黄花的药用信息,包括其味辛、苦,性凉,有疏风清热、解毒消肿等功效,可用于治疗风热感冒、咽喉肿痛、肺热咳嗽等。《全国中草药汇编》也阐述了它的药用价值、用法用量、生长环境等相关知识。

性味归经

性凉,味辛、苦。归肺、肝经。

功效主治

清热解毒,疏散风热。用于喉痹,乳蛾,咽喉肿痛,疮疖肿毒,风热感冒。

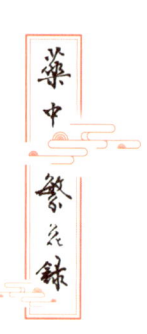

用法用量

煎服，9～15克。

主要药理成分

一枝黄花的药效主要来自黄酮类、皂苷类和挥发油等活性成分，同时其还含有苯丙酸类、炔属化合物、甾醇类以及挥发油等化合物。

药理作用

1. 抗氧化作用：一枝黄花中的黄酮成分具有较强的抗氧化和自由基清除活性，其活性强弱与分子结构中 C-3 位羟基的取代与否相关，取代基越大，活性越低。

2. 抗菌作用：一枝黄花精油对革兰阳性菌和革兰阴性菌均有抑菌作用，其中，对大肠杆菌和枯草芽孢杆菌的抑菌作用最强，其中大香叶烯 D 是一枝黄花的主要抗菌成分。

3. 抗肿瘤作用：一枝黄花中的皂苷类成分对前列腺癌细胞、乳腺癌细胞、黑色素瘤细胞、肺癌细胞等肿瘤细胞具有细胞毒活性。

一枝黄花抗菌喷雾

配方： 一枝黄花精油 10 滴，纯净水 50 毫升，75% 浓度酒精 5 毫升。

用法： 一枝黄花精油、纯净水和酒精按比例混合，摇匀后喷洒于环境或物体表面。

功效： 杀菌抑菌，驱虫防霉。

按摩油

配方： 一枝黄花精油 2～3 滴，基础油 10 毫升。

用法： 在基础油（如荷荷巴油或甜杏仁油）中滴入 2～3 滴一枝黄花精油，混匀，用于局部按摩。

功效： 活血化瘀，舒筋止痛。

花开忘忧

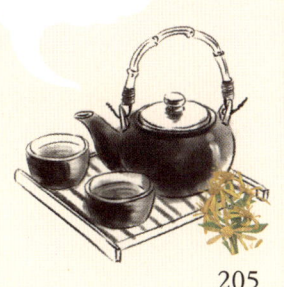

花之语录

一枝黄花

一枝黄花,灼灼其华,极植华夏膏壤,此乃民生之所寄,寓丰穰之愿,承熙和之祥。它还告诉我们,真正的繁荣不在高楼广厦,而在每一粒紧握泥土的种子里。当西风掠过你生命的原野时,愿那万千金穗般的锋芒,正是你用光阴打磨的答案,所有向下扎根的岁月,终会化作向上的鎏金宣言。

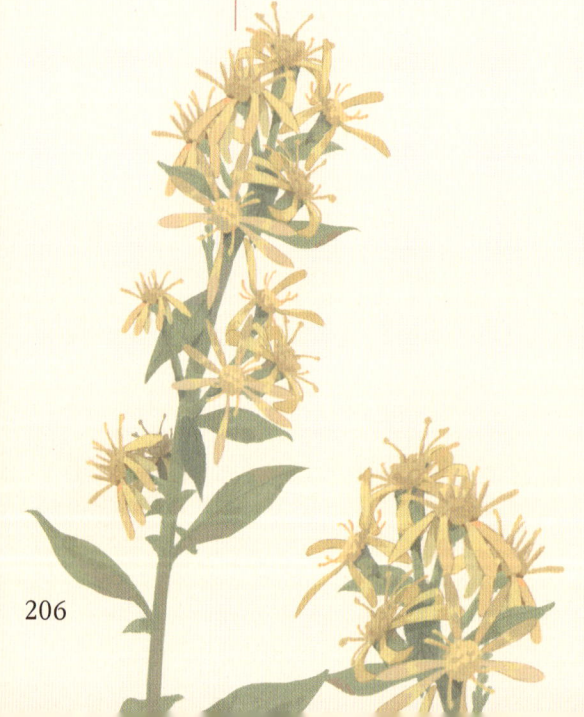

妙笔生花

——画一朵属于你的一枝黄花吧。

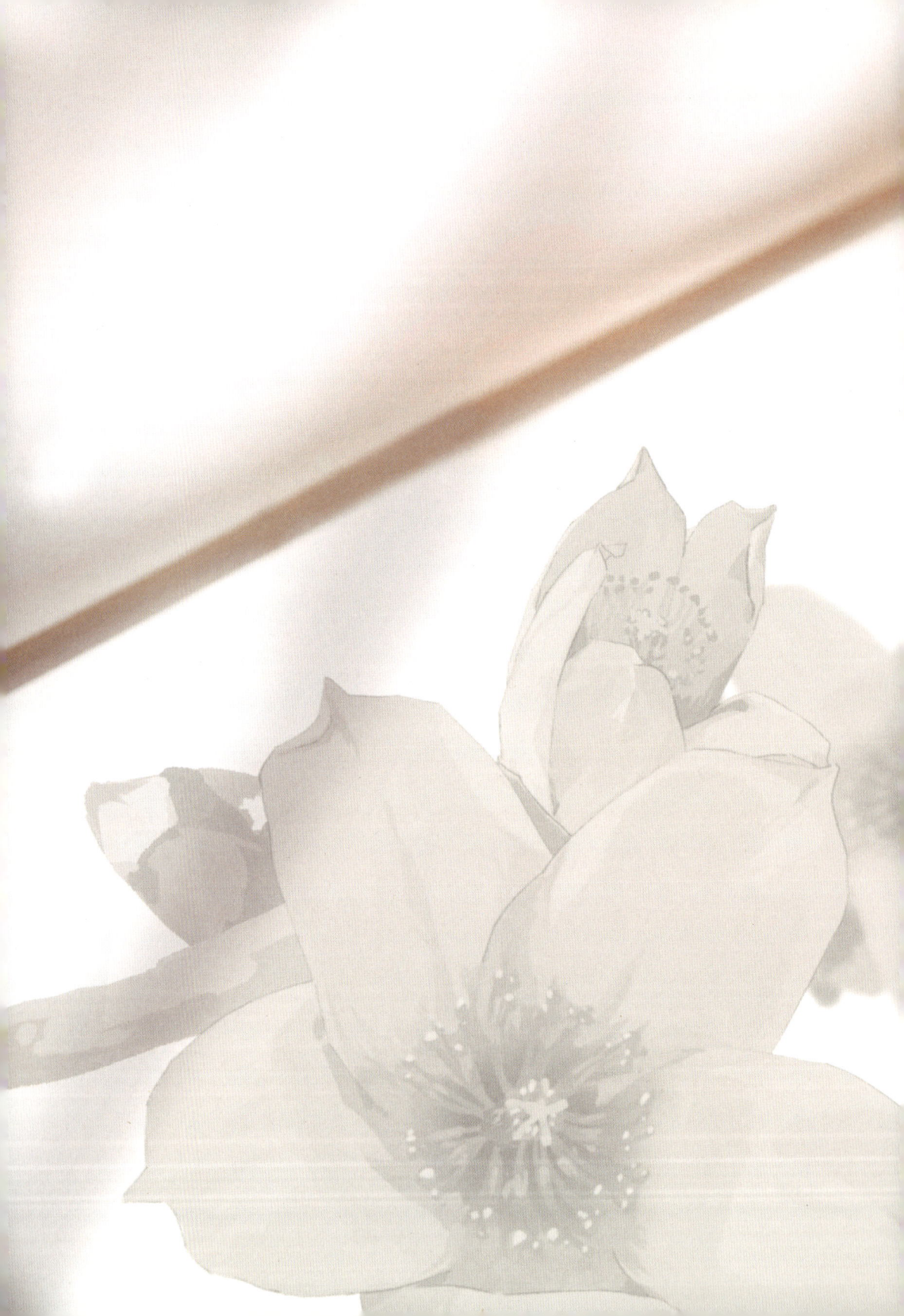

木棉花
Mu mian hua

勇敢／坚韧／希望

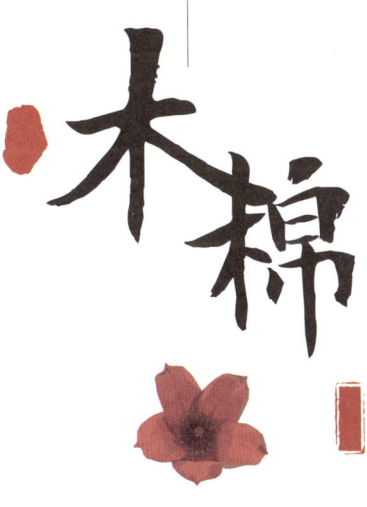

木棉

GOSSAMPINI FLOS

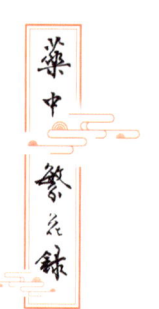

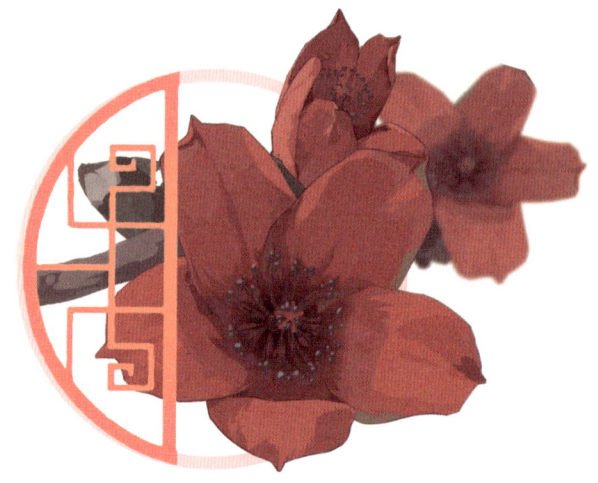

花之寓意

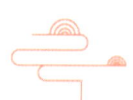

木棉在岭南自古有"英雄树"之誉，而在今天的马来西亚将木棉花作为国花，象征民族新生。除此之外，木棉花既可以代表浓郁的爱情和温暖的家庭情感，也可以体现出人类精神中不畏艰难、勇毅向前的特质。木棉花通常为鲜红色或金黄色，不同的颜色有着特殊的寓意象征。红色代表热情和爱情，金黄色则代表光明和宁静。这些颜色不仅让木棉花更加美丽动人，也深刻地反映出人类精神中对美好生活的向往和追求。

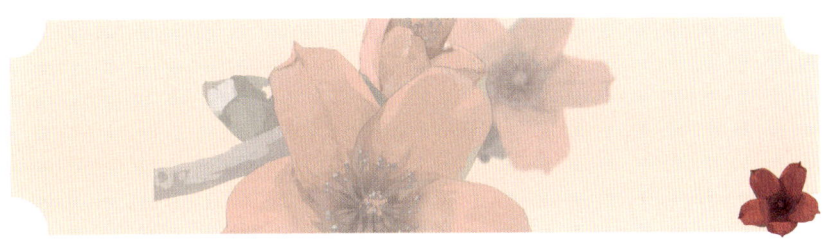

花之疗愈

来源

木棉花为木棉科植物木棉 *Bombax ceiba* L. 的干燥花。春季花盛开时采收，除去杂质，晒干。

药用出处

木棉花的药用记载首见于《生草药性备要》。书中提到木棉花味甘，性凉，可用来治疗痢症、金疮等。《本草纲目拾遗》中也有相关描述，它进一步阐述了木棉花在清热、利湿、解毒等方面的作用。在岭南地区，民间常用木棉花煲汤或泡茶，用来祛湿清热，这也从侧面体现了其药用价值在民间的广泛应用。

性味归经

性凉，味甘、淡。归大肠经。

功效主治

清热利湿，解毒。用于泄泻，痢疾，痔疮出血。

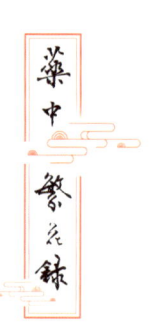

用法用量

煎服,6～9克。

主要药理成分

木棉花的主要药理成分为挥发油、黄酮类、苯丙素类、甾体类、脂肪酸类、三萜类、酚酸类等化合物。此外木棉花还含有丰富的微量元素,如铁、铜、锌等。

药理作用

1. 抗炎作用: 木棉花中含有多种生物活性成分,具有抗炎镇痛作用。其提取物能抑制小鼠耳廓肿胀,有效地减少小鼠的扭体次数。

2. 抗菌作用: 木棉花中富含有机酸等成分,具有较强的抗菌能力。木棉花提取物对革兰阴性菌和革兰阳性菌均有抑制作用,具有广谱抗菌活性。

3. 抗氧化作用: 木棉花中酚类化合物等可显著清除二苯代苦味肼基自由基,发挥抗氧化作用。

花开忘忧

五花茶

配方： 木棉花15克，玫瑰花15克，菊花10克，金银花10克，葛花10克。

用法： 花材洗净，去除杂质，放入于茶壶中，加适量清水，煮沸后小火煮10分钟，滤去花材即可饮用。

功效： 清热解毒，美容养颜。

木棉花扁豆茯苓粥

配方： 木棉花10克，炒白扁豆20克，茯苓15克，粳米100克。

用法： 木棉花、白扁豆、茯苓洗净，提前浸泡30分钟；与粳米同煮为粥，可加少量冰糖调味。

功效： 健脾除湿，清热解毒。

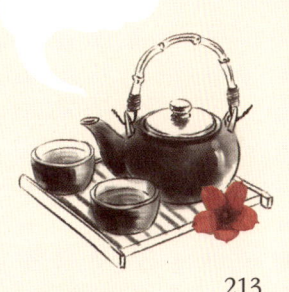

花之语录

木棉花

春深时节,木棉灼灼。其华也,赤焰燎空,若碧血丹心烙于苍穹——这南国烽火树,以最炽烈的宣言,昭示着刻入骨血的坚韧与不熄的希望。无论生活多么艰难,我们都要像木棉花一样,勇敢地迎接每一个清晨,人生逆旅,何惧道阻?愿效比英雄木,努力向上生长。每一次挫折都是成长的机会,每一次挑战都是蜕变的开始。相信自己,像木棉花一样,在风雨中依然挺立,绽放出最美的光彩!

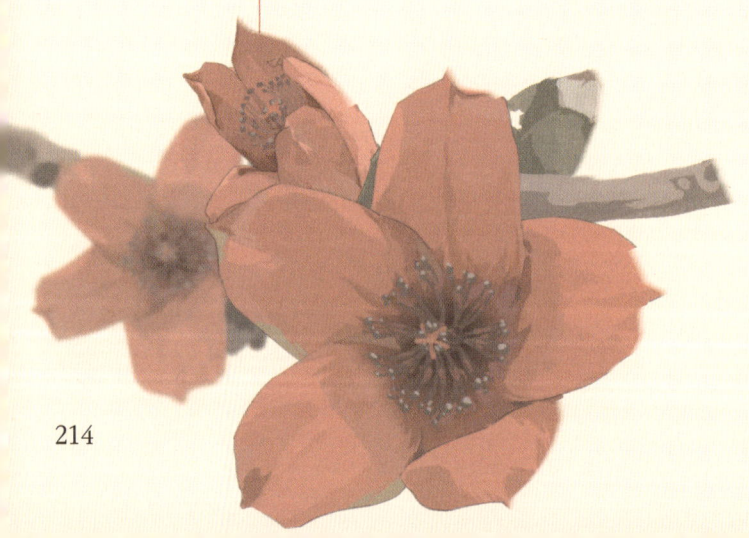

妙笔生花

——画一朵属于你的木棉花吧。

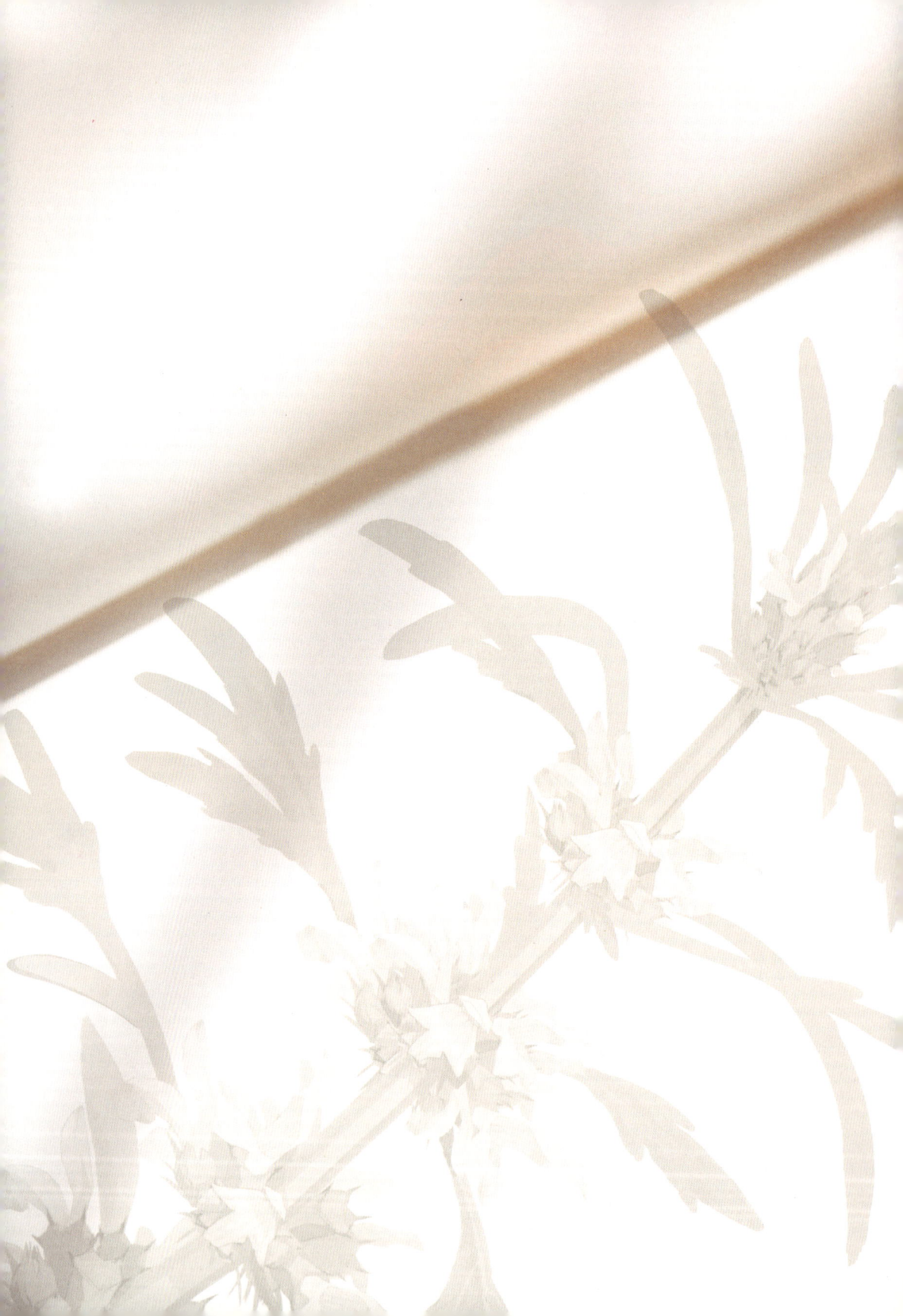

益母草
Yi mu cao

母爱／关怀／呵护

益母

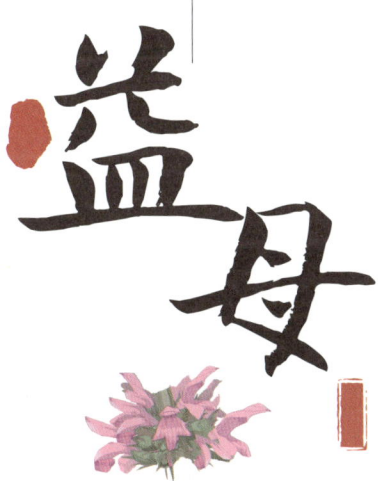

LEONURI HERBA

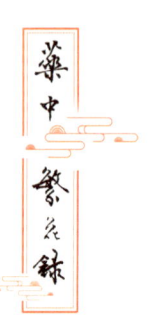

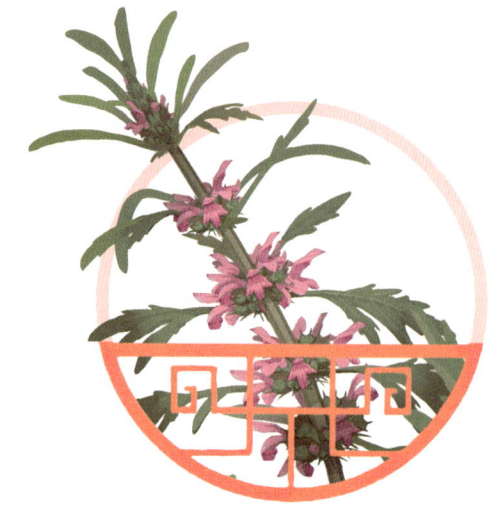

花之寓意

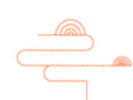

益母草，兔儿食其嫩，女用荟其馨，更膺"坤德圣草"之誉，根植厚土，泽被红颜。母爱如大地初蕴，自精血凝胎始，便以身为壤，以命化泉，涓滴无声，滋育新生。及至稚子蹒跚、少年远行，那灯下缝补的银针，灶前蒸腾的暖雾，病榻畔不熄的守候……皆是母亲以岁月为线，以心血为色，无声织就的护身锦囊，恒久包裹着生命的暖意与安然。益母草，恰是这母性天地的草木化身。其性温厚，如慈亲抚慰焦灼；其德深藏，似萱堂不言辛劳。于经痛如绞时化甘霖，在产后虚羸处续元气，为容颜蒙尘际焕新光。它默守阡陌，只将百草精华凝作一味温柔，以大地赋予的灵性，默默回馈着赋予它生命的大地之女。此非草木，实乃大地对母性的低语：世间至深之爱，皆如我怀中益母——不求显赫于日光，唯愿化入骨血，护你一世周全。

花之疗愈

来　　源

益母草为唇形科植物益母草 Leonurus japonicus Houtt. 的新鲜或干燥地上部分。鲜品春季幼苗期至初夏花前期采割；干品夏季茎叶茂盛、花未开或初开时采割，晒干，或切段晒干。

药用出处

益母草最早见于《神农本草经》"茺蔚子"条目下，其记载："味辛，微温。主明目益精，除水气。久服轻身，茎治瘾疹痒，可作浴汤。一名益母，一名益明，一名大札。生池泽。"

性味归经

性微寒，味苦、辛。归肝、心包、膀胱经。

功效主治

活血调经，利尿消肿，清热解毒。用于月经不调，痛经经闭，恶露不尽，水肿尿少，疮疡肿毒。

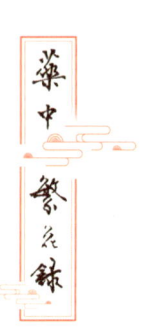

用法用量

煎服,9~30克;鲜品12~40克。

注意事项

孕妇慎用。

主要药理成分

益母草中含有上百种化合物,包括生物碱类、黄酮类、二萜类、苯乙醇苷类、挥发油等化合物。

药理作用

1. 对子宫的作用: 益母草有双向调节子宫收缩活动、保护子宫内膜、促进子宫内膜复旧以及缓解子宫内膜炎等多种药理作用,这些作用主要源于其特有的活性成分,如益母草碱、水苏碱等生物碱,以及黄酮类化合物等。

2. 抗动脉粥样硬化作用: 益母草中的益母草碱具有延缓动脉粥样硬化和血管功能障碍进展的作用。

3. 抗氧化作用: 益母草中益母草碱、芦丁等黄酮类化合物及酚酸类物质是其发挥抗氧化作用的主要活性成分。这些成分通过多途径,如直接清除自由基等,发挥抗氧化效应。

4. 保护血脑屏障: 益母草中的核心活性成分益母草碱通过多靶点机制保护血脑屏障完整性,其可防止血脑屏障分解,减轻脑梗死体积并改善神经功能缺损。

花开忘忧

益母草茶

配方： 益母草10克。

用法： 益母草放入杯中，倒入沸水，闷泡15分钟。

功效： 清热解毒，利尿消肿，缓解痛经。

益母草沐浴液

配方： 益母草15克，香皂或沐浴露适量。

用法： 将干燥的益母草泡在热水中30分钟，然后加入适量香皂或沐浴露。

功效： 滋润皮肤，缓解疲劳。

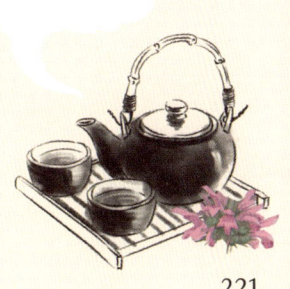

花之语录

益母草

在成长的迢迢征途上,我们或许会被生活的风雨淋湿翅膀,在困境中徘徊迷茫。但请记得,母爱就如同坚韧的益母草,无论何时何地,都默默守护着我们。母亲曾给予我们无尽的温暖与力量,在她的爱里,我们学会了蹒跚学步,学会了勇敢前行。如今,当生活的挑战接踵而至,我们也应秉承这份母爱的坚韧。就像益母草在贫瘠土地上也能蓬勃生长,我们也要在困境中汲取力量,不轻易言败。想想母亲注视我们时那充满期待与鼓励的目光,那是最深沉的爱与信任。带着这份母爱赋予的勇气,大胆地去跨越荆棘,去追逐梦想。相信自己,我们有能力战胜一切困难,如同益母草绽放出属于自己的光彩,不辜负母亲的爱与期盼,书写属于自己的辉煌篇章。

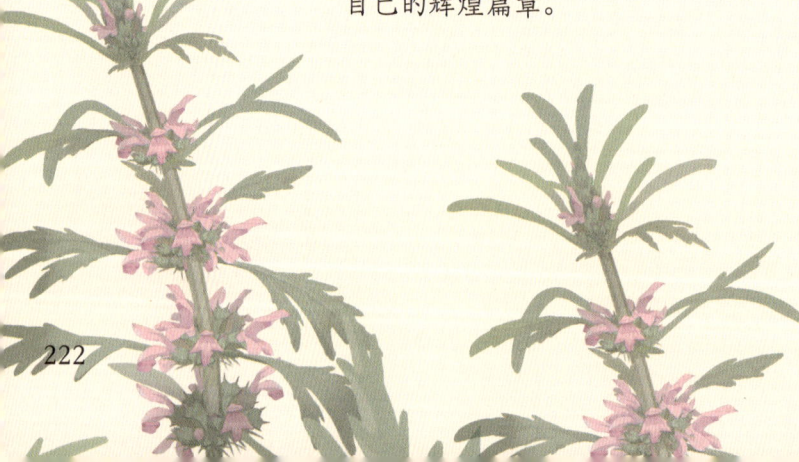

妙笔生花

——画一朵属于你的益母草吧。

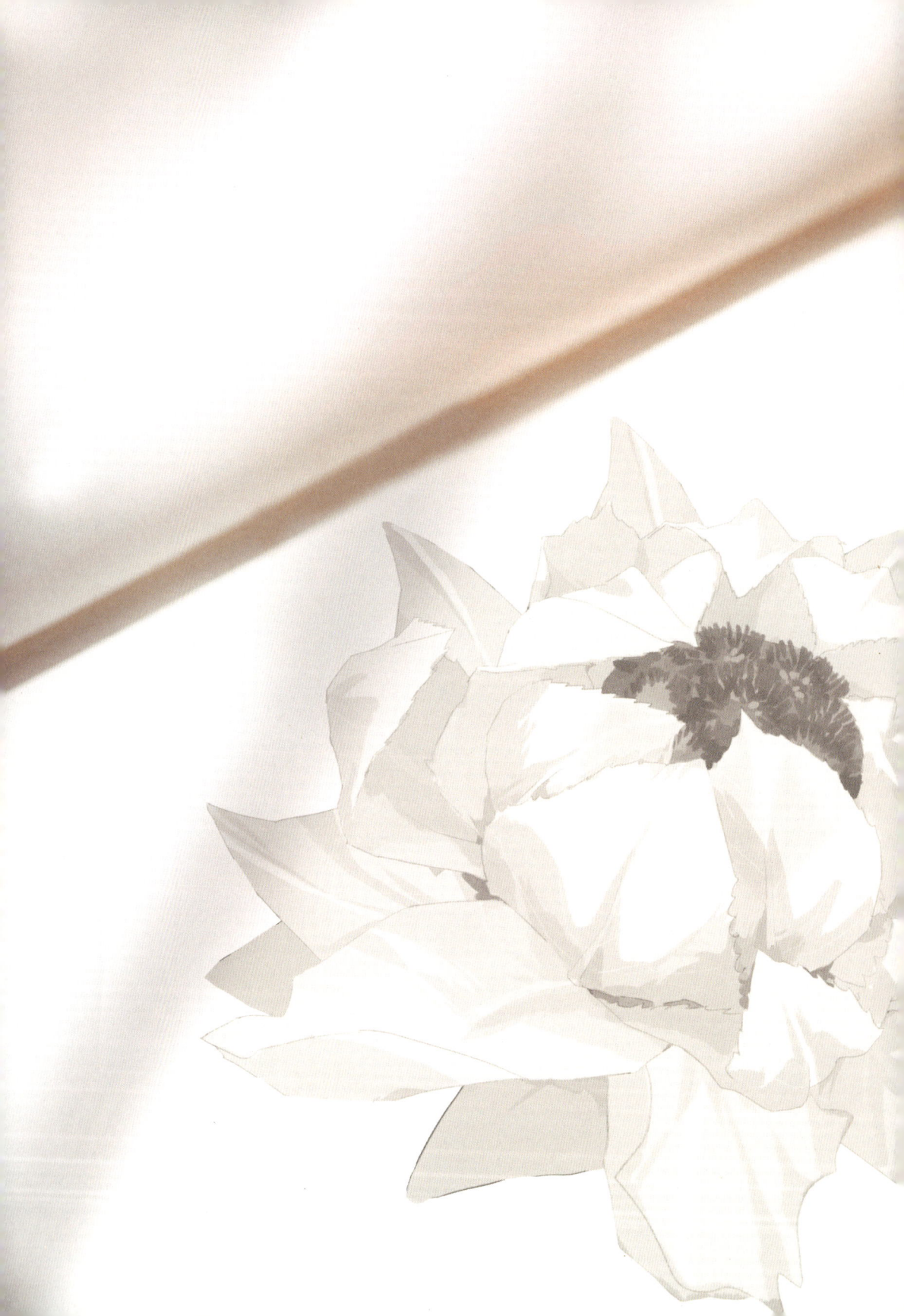

天山雪莲

守望幸福／坚韧／纯洁

Tian shan xue lian

雪莲

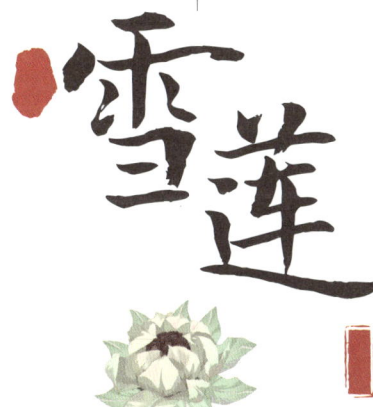

SAUSSUREAE
INVOLUCRATAE
HERBA

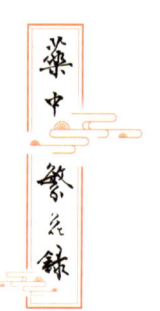

花之寓意

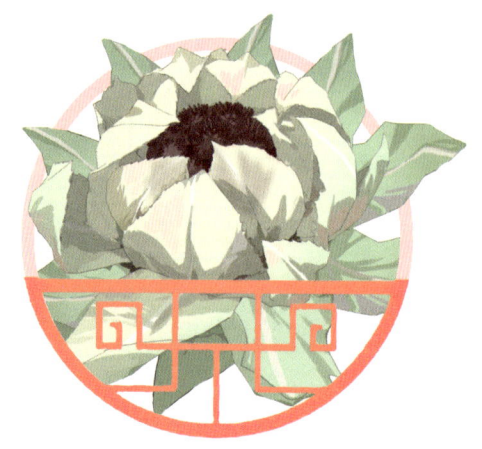

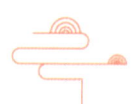

  天山雪莲，这种生长在海拔极高处的稀有植物，被称为"雪中莲"，当地维吾尔语称其为"塔格依力斯"。其能在严酷的自然环境中绽放，象征着坚韧与纯洁。天山雪莲花朵洁白无瑕，在皑皑白雪的映衬下更显纯净。它生长在远离尘世喧嚣的高山之巅，宛如圣洁的仙子，不受世俗的污染。因此，天山雪莲的花语包含着纯洁神圣之意，象征着心灵的纯净、情感的真挚以及对美好事物的向往和追求。它孤独地绽放在高山之上，仿佛在守望着某种美好的愿景，等待着幸福的降临。这种守望不仅是对个人幸福的期盼，也代表着对家人、朋友以及世间一切美好事物的祝福与守护。

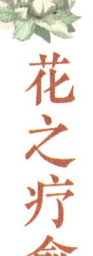

花之疗愈

来　源

天山雪莲系维吾尔医学常用药材。为菊科植物雪莲花 Saussurea involucrata (Kar. & Kir.) Sch. Bip. 的干燥地上部分。夏、秋二季花开时采收，阴干。

药用出处

天山雪莲药用价值首载于《本草纲目拾遗》，记载曰："其地有天山，冬夏积雪，雪中有莲，以产天山峰顶者为第一，然不可得，山腰次之。其生也有雌雄，土人采，干之，成对以市。性大热，能补阴益阳，老人阳绝者，浸酒服，能令八十者皆有子。性大热，治一切寒症。"

性味归经

性温，味微苦。归肝、脾、肾经。

功效主治

温肾助阳，祛风胜湿，通经活血。用于风寒湿痹痛、类风湿性关节炎，小腹冷痛，月经不调。

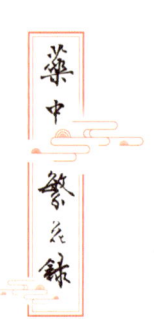

用法用量

3～6克,水煎或酒浸服。外用适量。

注意事项

孕妇慎用。

主要药理成分

天山雪莲含生物碱、黄酮类、甾醇类、挥发油、多糖、氨基酸、雪莲内酯等多种化学成分。

药理作用

1. 抗肿瘤作用: 天山雪莲的活性成分对多种癌细胞具有抑制作用。如黄酮类化合物能显著抑制腹水型肝癌DNA的合成。

2. 心血管保护作用: 天山雪莲对心血管系统具有多方面的保护作用,其活性成分雪莲总碱和乙醇提取物能够调节血管功能,降低血管通透性并对血管收缩和扩张产生作用。

3. 抗炎作用: 天山雪莲具有显著的抗炎作用。雪莲总碱和乙醇提取物能有效对抗小鼠蛋清液引起的后踝关节急性炎症,并且有降低血管通透性的作用。

4. 抗氧化和抗疲劳作用: 从雪莲花中提取的多糖具有较强的抗氧化能力,能清除超氧阴离子自由基,降低小鼠肝脏的氧化应激反应,并能显著降低耗氧量,延长小鼠游泳时间。

雪莲美容敷面膏

配方： 雪莲粉30克，芦荟汁25毫升，青瓜汁30毫升，鸡蛋1枚，面粉10克。

用法： 以上材料充分调和，制成细腻糊状，均匀涂抹于面部，静置40分钟，待面膜微干成膜后，温水洗净。每周护理1次，配合日常护肤效果更佳。

功效： 美容养颜。

雪莲乌鸡煲

配方： 雪莲20克，乌鸡1只（500克左右），葱、姜、盐适量。

用法： 油加热，下葱、姜炒出香味，放入乌鸡、雪莲，加水大火烧滚后文火炖约45分钟，肉烂后停火，加盐起煲，吃肉喝汤。

功效： 补肾壮阳，调经补血。

花开忘忧

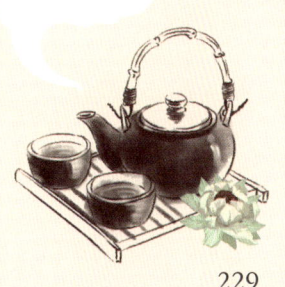

花之语录

天山雪莲

生活的道路,从来都不是一帆风顺的,我们时常会遭遇狂风骤雨,陷入黑暗和迷茫。但天山雪莲却能在冰天雪地中傲然绽放。天山雪莲终年与寒星对话,与朔风唱和。其存在本身就是一首"不著一字,尽得风流"的绝妙好诗。当我们困顿时,不妨仰望那雪线之上的白光。那里有一个灵魂,正以最纯粹的方式书写着:生命可以卑微,但绝不能屈服;世界可以寒冷,但内心必须保持温热。此乃天地大美,此谓生生不息。

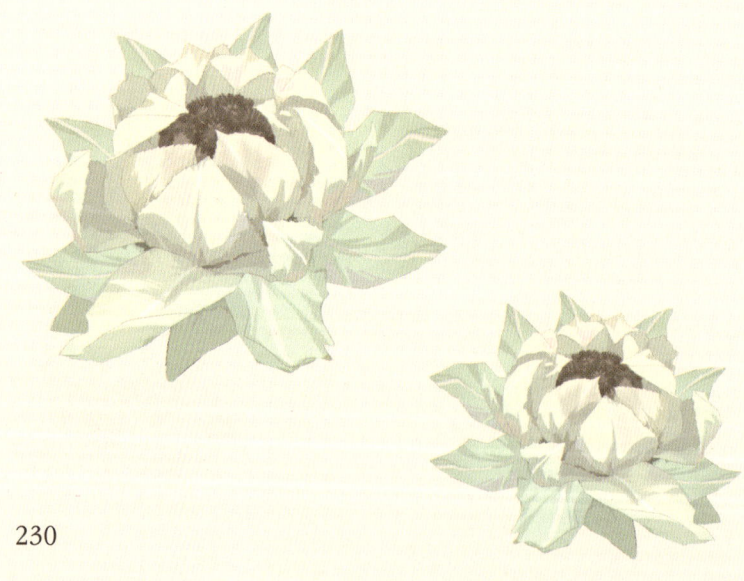

妙笔生花

——画一朵属于你的天山雪莲吧。

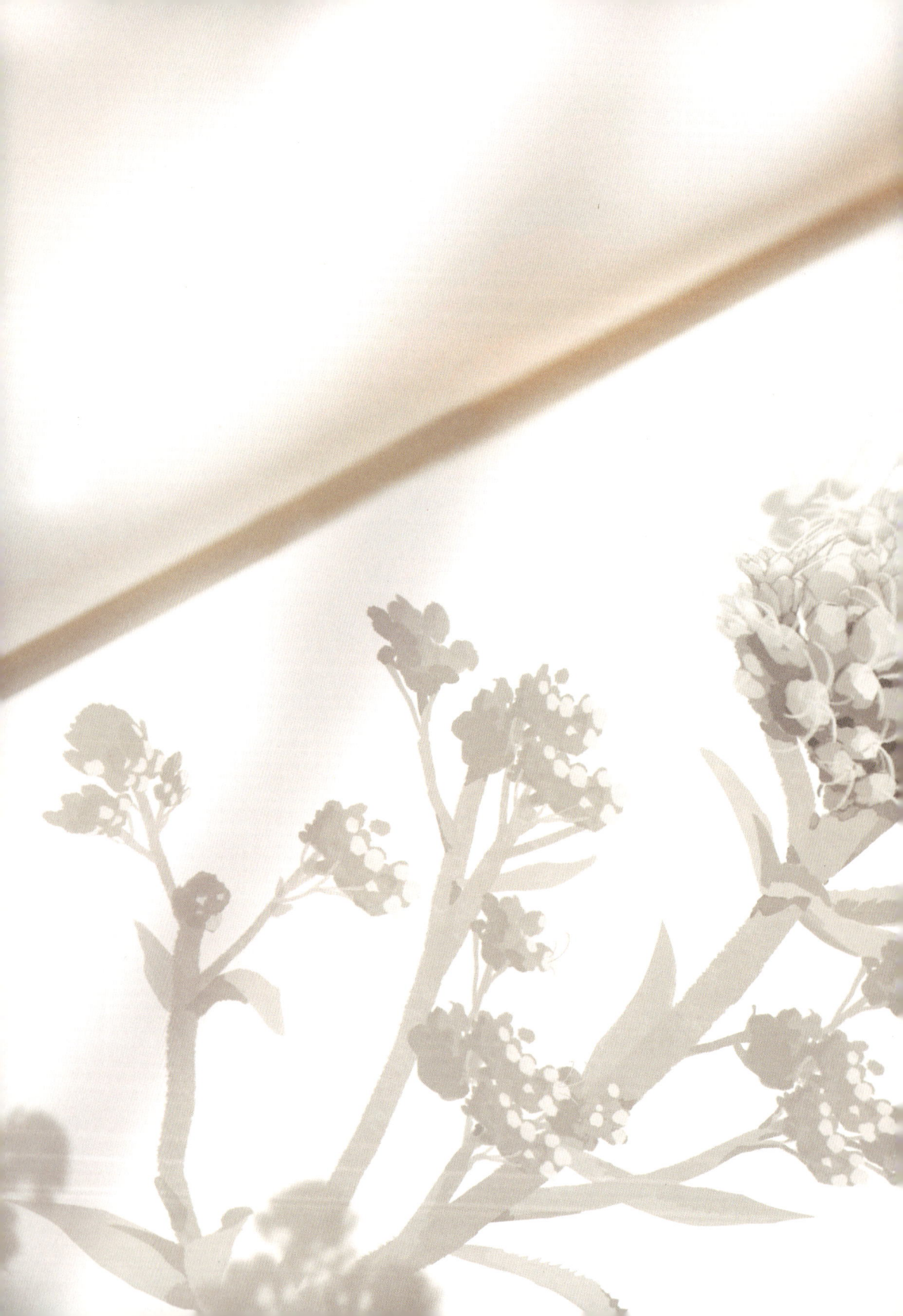

佩兰
Pei lan

美好／高洁／贤德

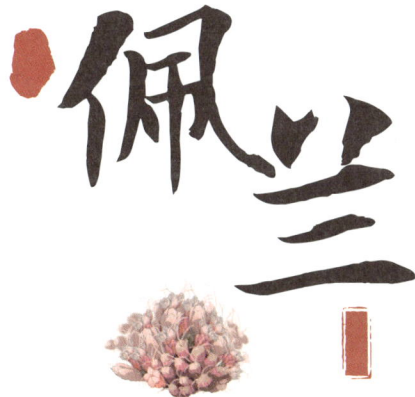

佩兰

EUPATORII HERBA

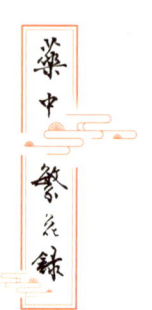

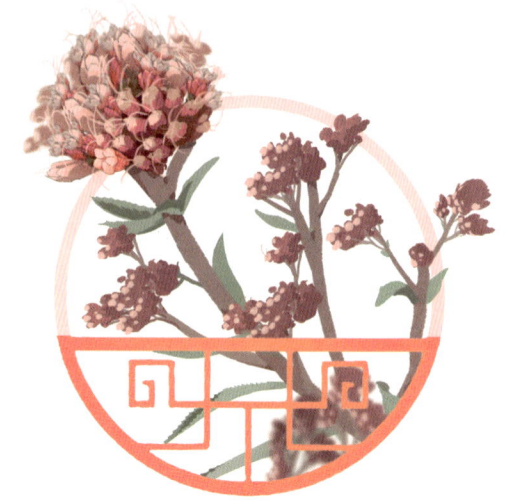

花之寓意

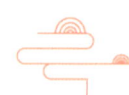

　　佩兰的花语是"高洁"和"贤德"。佩兰是一种具有特殊香气的植物，在古代常被人们佩戴或用来熏香衣物等，它所散发的清新香气给人以高雅之感，如同君子身上所具备的高尚品格，所以被赋予了高洁的寓意。同时，古人认为佩兰有驱邪避秽的作用，象征着能够抵御不良事物，如同品德高尚、贤良的人能坚守自身的美好品质，不被外界的不良因素所影响，因此也有贤德的花语含义。

花之疗愈

来　源

佩兰为菊科植物佩兰 *Eupatorium fortunei* Turcz. 的干燥地上部分。夏、秋二季分两次采割，除去杂质，晒干。

药用出处

佩兰之名，源于《离骚》中"纫秋兰以为佩"的千古名句。作为药用植物的佩兰最早载于《神农本草经》，被列为上品，谓其能"利水道，杀蛊毒，辟不祥。久服，益气轻身，不老，通神明"。

性味归经

性平，味辛。归脾、胃、肺经。

功效主治

芳香化湿，醒脾开胃，发表解暑。用于湿浊中阻，脘痞呕恶，口中甜腻，口臭，多涎，暑湿表证，湿温初起，发热倦怠，胸闷不舒。

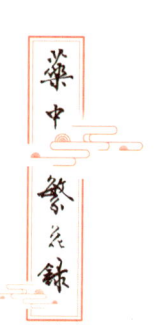

用法用量

煎服,3~10克。

主要药理成分

佩兰的药理成分主要有挥发油类、百里酚类、生物碱类、萜类、酚类和甾醇类等。此外,佩兰还具有较为丰富的黄酮类化合物和多糖类化合物。

药理作用

1. 抗病毒作用:佩兰挥发油中的聚伞花素、乙酸橙花醋等成分能够有效的抑制流行性感冒病毒。此外对轮状病毒也有一定抑制作用。

2. 抗肿瘤作用:佩兰中分离出的脑苷脂类、蒲公英甾醇、蒲公英甾醇乙酸酯等成分,药理实验显示这些成分能抗肿瘤、调控细胞生长。佩兰水煎液还可抑制肿瘤细胞转移,因此发掘佩兰在抗肿瘤领域的作用具有可观的前景。

3. 调节胃肠道作用:芳香化湿药的挥发油,均具有调节胃肠道作用。佩兰可提升胃底肌、胃体肌张力,该药理作用与佩兰醒脾,开胃的疗效相一致,可用于治疗食欲不振、胃部肿胀以及脘痞呕恶。

佩兰泡茶

配方： 佩兰 3 克，藿香 3 克，绿茶 3 克。

用法： 把佩兰、藿香和绿茶一起放到茶杯中，加 300 毫升沸水，盖上茶杯盖子，闷泡 3～5 分钟，待水温稍凉后，即可饮用。

功效： 消暑，醒脾，化湿。

佩兰煮汤

配方： 佩兰 6 克，茯苓 12 克，薏苡仁 15 克，茵陈 30 克，陈皮 6 克，白术 9 克，炙甘草 3 克。

用法： 将上述药材洗净，清水煎煮，滤去药渣，即可饮用。

功效： 清热利湿，芳香化浊。

花开忘忧

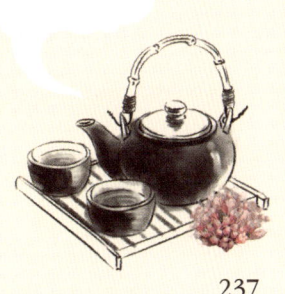

花之语录

佩 兰

在这纷繁复杂的世界中，我们常常会面临诸多诱惑与挑战，内心的天平也可能会在名利的拉扯下摇摆不定。但请记得，我们应当如那散发着淡雅香气的佩兰一般。佩兰于平凡中展现出高洁的气质，不与世俗的污浊同流，坚守着自身的纯净与美好。它静静地生长，用独特的芬芳诠释着高尚的品格，提醒着我们在喧嚣中也要保持内心的宁静，不被浮躁之气所沾染。同时，佩兰又象征着贤德。它虽不张扬，却默默发挥着自己的作用，为人们驱散秽气，带来清新。我们也应具备这样的贤德品质，在生活中多为他人着想，以善良和正直之心对待身边的每一个人。用自己的力量去帮助他人，不求回报，如同佩兰一般，在默默奉献中彰显自己的价值。

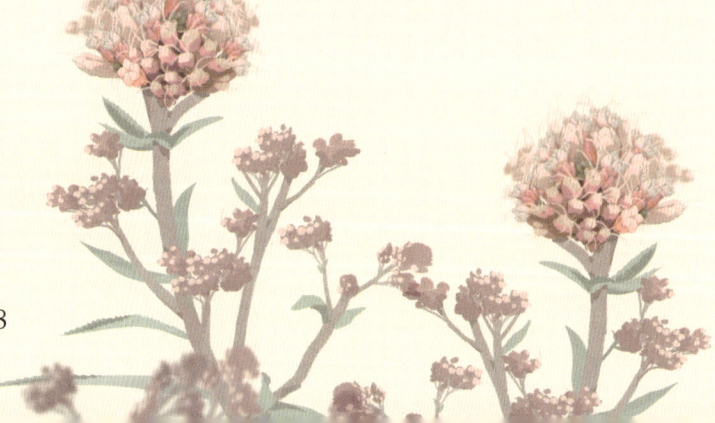

妙笔生花

画一朵属于你的佩兰吧。

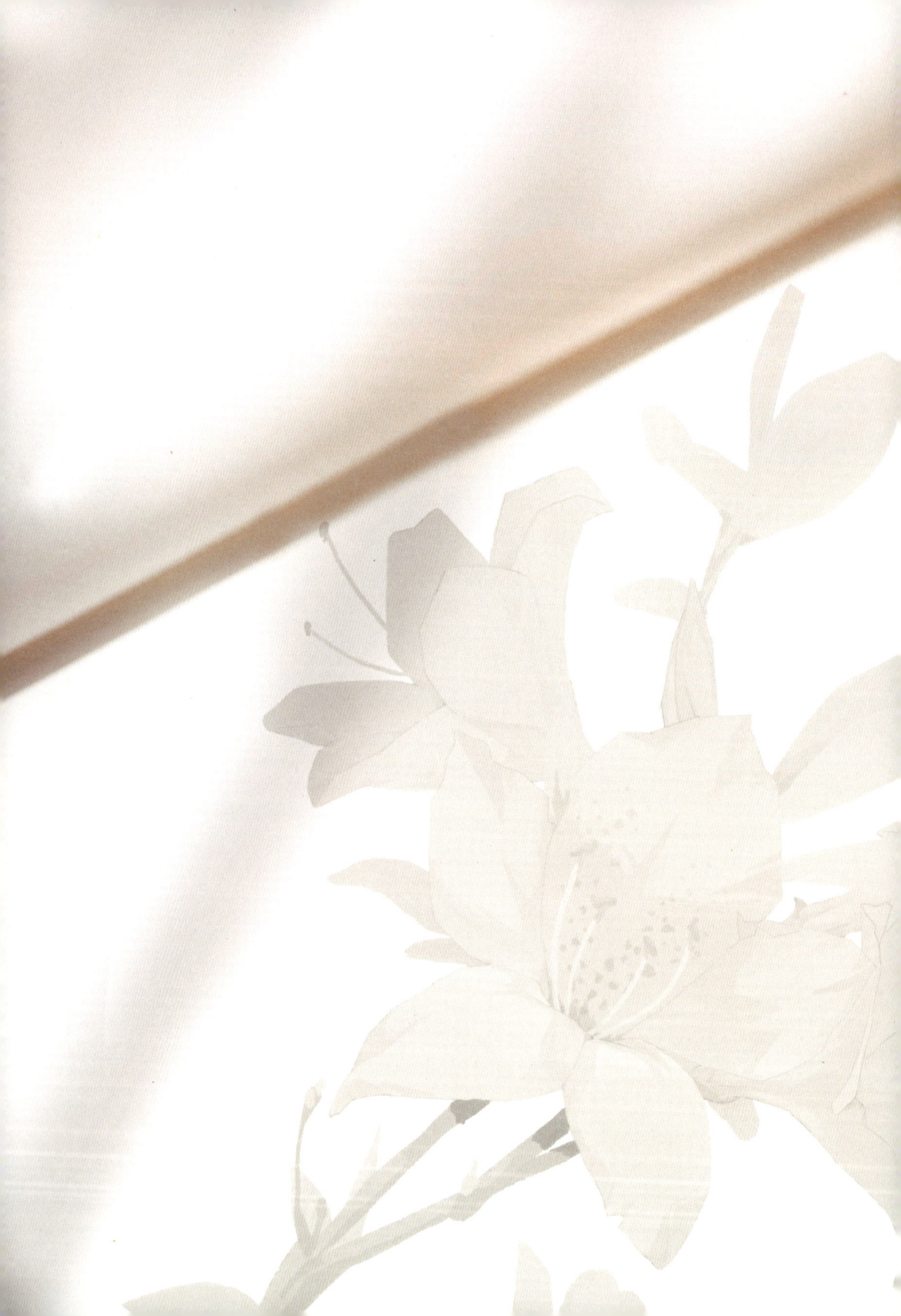

闹羊花

危险的幸福／忠诚的爱

Nao yang hua

闹羊

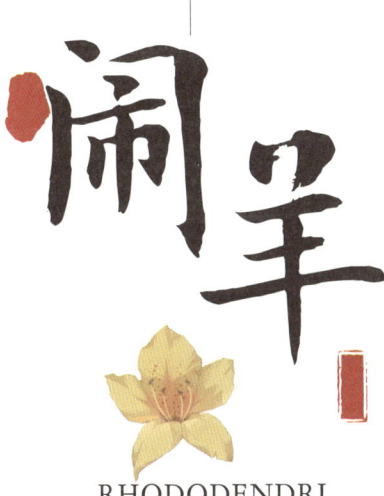

RHODODENDRI
MOLLIS FLOS

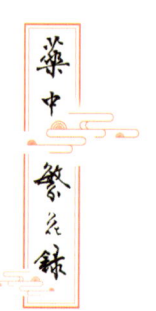

花之寓意

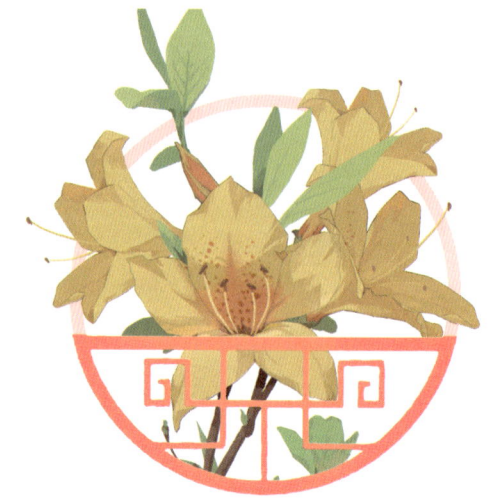

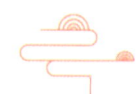

闹羊花，又称羊踯躅，是一种有毒的植物，其花语常被赋予了危险的幸福、忠诚的爱这样较为特殊的含义。一方面，说它是"危险的幸福"，是因为闹羊花美丽却含有毒性，羊误食后会踯躅而死，其花朵艳丽的外表如同看似诱人的幸福，实则隐藏着危险，提醒人们在追求幸福的过程中要警惕潜在的风险，看似美好的事物背后可能暗藏危机。另一方面，"忠诚的爱"这一花语的由来，或许是因为闹羊花虽然危险，但依然有着独特的魅力，就像在爱情中，即使知道可能会面临各种困难和危险，依然会对爱人保持忠诚，不离不弃，用坚定的爱去面对一切。

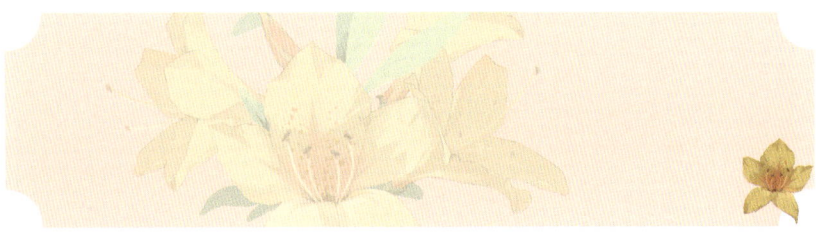

来　源

闹羊花为杜鹃花科植物羊踯躅 *Rhododendron molle* (Blume) G. Don 的干燥花。4～5月花初开时采收，阴干或晒干。

药用出处

闹羊花的药用记载最早见于《本草经集注》，"味辛，温，有大毒。主治贼风在皮肤中淫淫痛，温疟、恶毒，诸痹"。

性味归经

性温，味辛；有大毒。归肝经。

功效主治

祛风除湿，散瘀定痛。用于风湿痹痛，偏正头痛，跌扑肿痛，顽癣。

用法用量

内服，0.6～1.5克，浸酒或入丸散。外用适量，煎水洗。

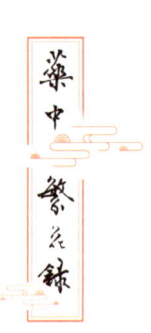

注意事项

不宜多服、久服；体虚者及孕妇禁用。

主要药理成分

闹羊花中含有大量二萜类、黄酮类、三萜类、香豆素类、木脂素类等化合物，这些共同构成了其药效物质基础。二萜类是其重要的药效成分，其中具有代表性二萜成分有闹羊花毒素Ⅲ、闹羊花毒素Ⅳ等。

药理作用

1. 抗炎作用： 闹羊花具有一定的抗炎作用。闹羊花毒素Ⅲ等活性成分可显著降低模型小鼠的耳廓肿胀度，表现出较强的抗炎活性。

2. 镇痛作用： 闹羊花中的闹羊花毒素Ⅱ、闹羊花毒素Ⅲ、木藜芦烷类化合物等有显著镇痛效应，可用于各种疼痛的止痛治疗。

3. 降压作用： 闹羊花毒素Ⅲ具有速效、强效降压作用。有研究显示其对自发性高血压大鼠具有良好的降压、减慢心率及肾脏保护作用，这可能与其降低血管紧张素Ⅱ水平，升高内皮型一氧化氮合酶水平及减慢心率有关。

闹羊花外用

配方： 闹羊花适量。

用法： 将闹羊花捣碎，用布包裹后外敷于患处。皮肤破损处或黏膜部位禁用。

功效： 祛风除湿，消肿止痛。闹羊花有毒，须在专业中医指导下使用。

闹羊花煎剂外洗

配方： 闹羊花3克，苦参15克，百部15克。

用法： 将所有药材一起煎煮30分钟，滤渣冷却至常温。用药液清洗患处，每次不超过5分钟，每日1次，连续3天后停用。皮肤破损处或黏膜部位禁用。

功效： 祛风胜湿，杀虫止痒，敛疮消肿。闹羊花有毒，须在专业中医指导下使用。

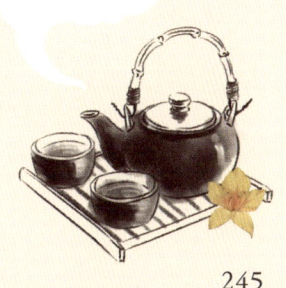

花之语录

闹羊花

生活恰似一朵娇艳却带毒的闹羊花,看似危险的幸福,恰似生活中充满风险却诱人的机遇。闹羊花虽有毒性,却美得动人心魄。每一次挑战自我的尝试,每一回突破舒适区的探索,都伴随着未知与风险,可也正是在这些时刻,幸福可能悄然而至。别因害怕受伤而退缩,别被潜在的危险吓倒,要勇敢地伸出手,去触碰那可能会带来刺痛却也无比绚烂的幸福。而忠诚的爱,不仅是对爱人,更是对自己的梦想、信念的坚守。在漫长的人生旅途中,我们会遭遇无数的诱惑与挫折,如同闹羊花在风雨中依然坚守着自己的姿态。当外界干扰、困难重重,让你心生退意时,记得那份忠诚的爱。对梦想忠诚,对自己的初心忠诚,坚定不移地走下去,无论前方有多少艰难险阻,都不放弃对美好未来的向往。

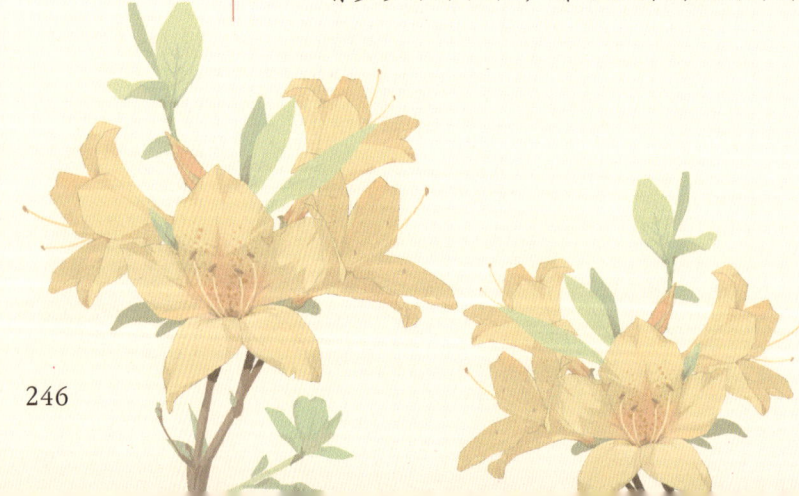

妙笔生花

——画一朵属于你的闹羊花吧。

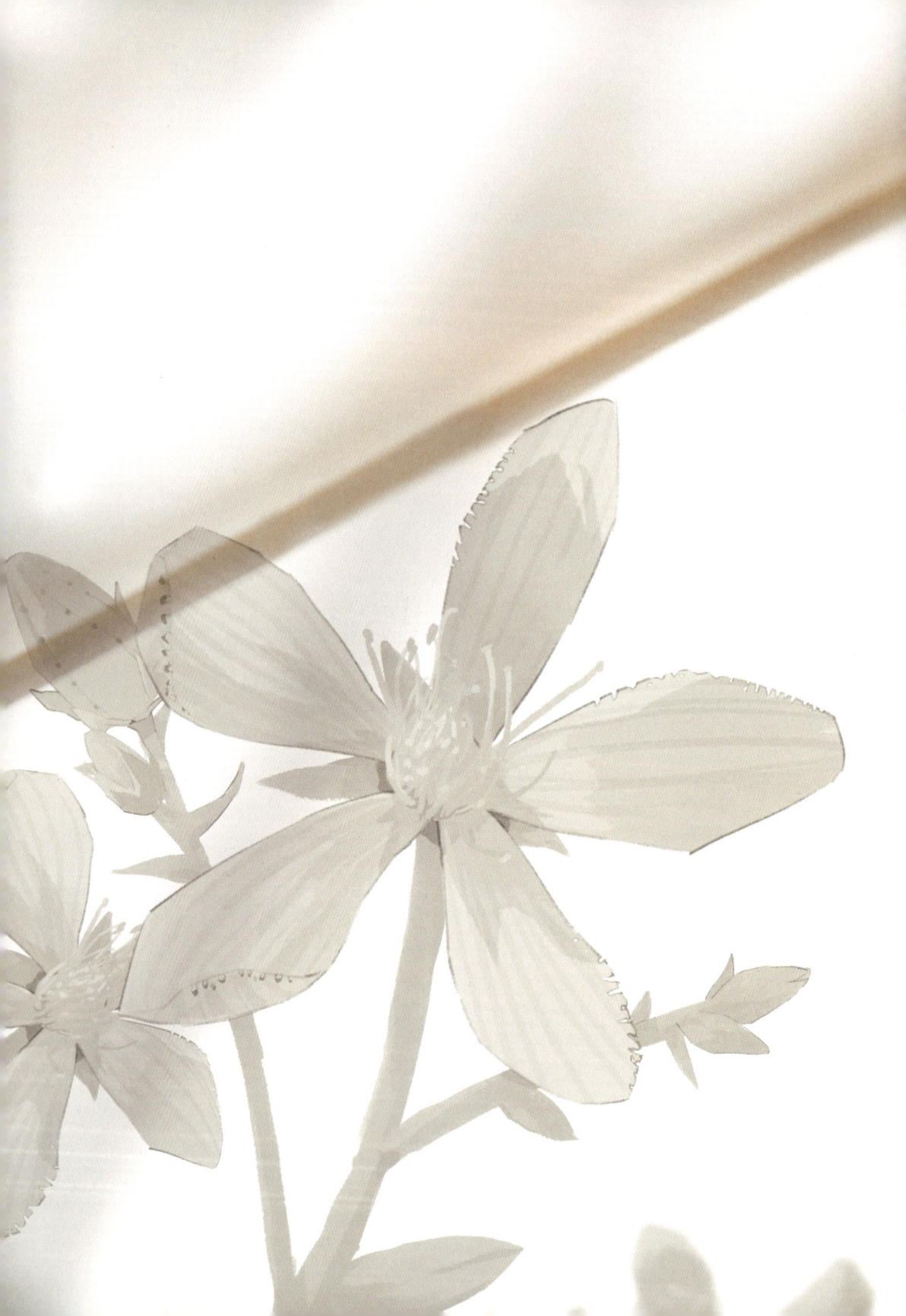

贯叶金丝桃
Guan ye jin si tao

迷信／复仇／娇媚哀婉

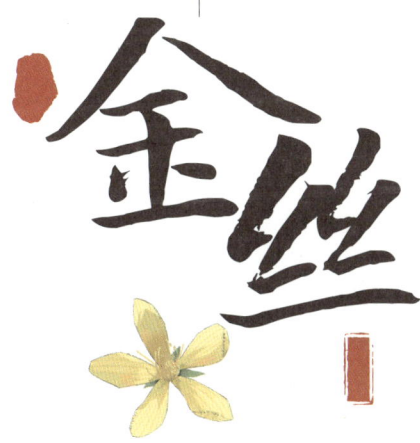

金丝

HYPERICI
PERFORATI
HERBA

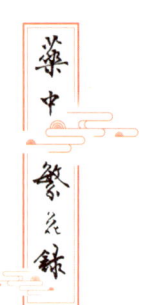

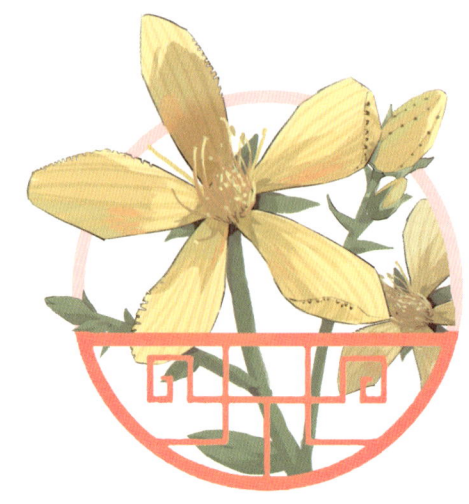

花之寓意

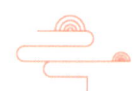

  贯叶金丝桃的花语是"迷信、复仇、娇媚哀婉"。贯叶金丝桃在国外又叫作"圣约翰草",被视为是一种可以消灾的植物,所以它的花语有迷信的意思。从形态与特性来看,贯叶金丝桃花朵金黄,花瓣轻盈舒展,细长花蕊丝丝缕缕,极具观赏性。但美丽表象下,它含有毒性。这种反差,让人们赋予其复仇的花语。同时,金黄明艳的花瓣与独特花蕊形态,又给人一种娇媚柔弱的感觉,让人不禁联想到楚楚可怜的模样,因此也被赋予娇媚哀婉的花语。

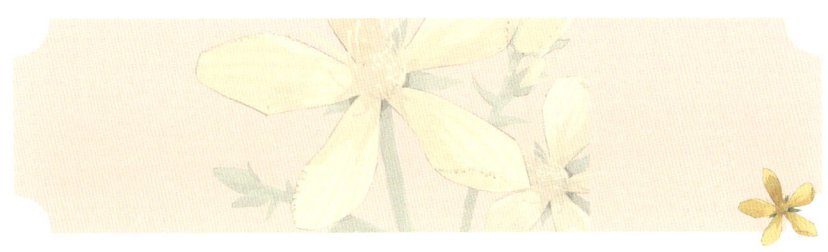

花之疗愈

来源

贯叶金丝桃为藤黄科植物贯叶连翘 *Hypericum perforatum* L. 的干燥地上部分。夏、秋二季开花时采割，阴干或低温烘干。

药用出处

贯叶金丝桃的药用出处尚无定论。《药物之园》载："贯叶金丝桃，是一种植物的全草；分三种，果实均为蒴果，与大麦相似，种子多数，碎小，圆筒形；多枝，全草高1～3尺，花着生茎顶或枝端，集成聚伞花序，多为黄色。"根据上述维吾尔医学本草所述药物特征和实物对照，与现代维吾尔医学所用贯叶金丝桃一致。

性味归经

性寒，味辛。归肝经。

功效主治

疏肝解郁，清热利湿，消肿通乳。用于肝气郁结，情志不畅，心胸郁闷，关节肿痛，乳痈，乳少。

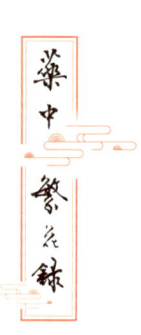

用法用量

煎服，2～3克。

主要药理成分

贯叶金丝桃的主要药理成分包括黄酮类化合物（如金丝桃苷、槲皮素）、萘并二蒽酮类（如金丝桃素、伪金丝桃素）、间苯三酚类（如贯叶金丝桃素）以及挥发油等。

药理作用

1. 抗抑郁作用：贯叶金丝桃中的金丝桃素、金丝桃素等活性成分，可抑制神经递质的再摄取、促进脑源性神经营养因子表达等，发挥有效的抗抑郁作用。同时，其所含的黄酮类成分具有抗炎特性，可降低炎症对神经系统的损伤，从而保护神经细胞，对抗抑郁。

2. 抗微生物和抗寄生虫作用：贯叶金丝桃所含儿茶素与黄酮类的提取物对金黄色葡萄球菌和枯草芽孢杆菌以及大肠杆菌和白念珠菌有抗菌作用，并对流感病毒及烟草花叶病毒有抑制作用。此外，其提取物对复孔绦虫、膜壳绦虫、蛲虫和犬蛔虫有驱肠虫作用。

3. 镇痛作用：贯叶金丝桃黄酮类成分如槲皮素可提高痛阈，起到镇痛的作用。

贯叶金丝桃茶

配方： 贯叶金丝桃 2 克。

用法： 将贯叶金丝桃放入热水中，闷泡 5～8 分钟。

功效： 舒缓压力，改善睡眠质量。贯叶金丝桃有毒，须在专业中医指导下使用。

贯叶金丝桃外用油剂

配方： 贯叶金丝桃 10 克，橄榄油 100 毫升。

用法： 将药材低温烘干、捣碎，浸泡于油中，避光密封 2～4 周，过滤后避光保存备用。使用时，涂抹患处，每日 1～2 次，避免紫外线照射。

功效： 活血通络，消肿止痛。贯叶金丝桃有毒，须在专业中医指导下使用。

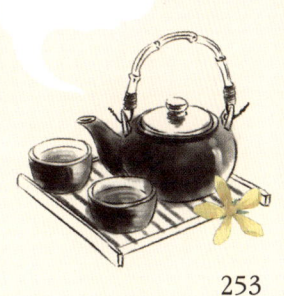

花之语录

贯叶金丝桃

人生逆旅，贯叶金丝桃的暗语常在幽径闪烁。当"复仇"的毒刺划破掌心时，请记住：持恨者如捧炽炭，先灼己身。那些在仇恨中反复摩挲伤疤的手，永远腾不出空来，接住命运馈赠的玫瑰。若见"迷信"的迷雾升起，当以苏格拉底之诘问为炬："未经省察的信仰，不过是精神的囹圄。"唯有理性之光照耀处，真相的露珠才会在晨光中显影。至于"娇媚哀婉"的低语——看啊！这缀满金色星芒的植株，正以最柔弱的垂首之姿，完成对阳光最虔诚的叩拜。脆弱本是生命的留白处，预留给我们题写韧性的诗行。此花教会我们的终极智慧是：所有困厄皆为雕刀，痛苦不过是被包裹着的成长内核。当我们学会用伤口呼吸，用裂痕盛装星光，那些曾经折断我们的，终将成为支撑我们的骨骼。故曰："贯叶金丝桃的生存哲学，不在逃避阴影，而在将阴影也编织进自己金色的光晕里。"

妙笔生花

—— 画一朵属于你的贯叶金丝桃吧。

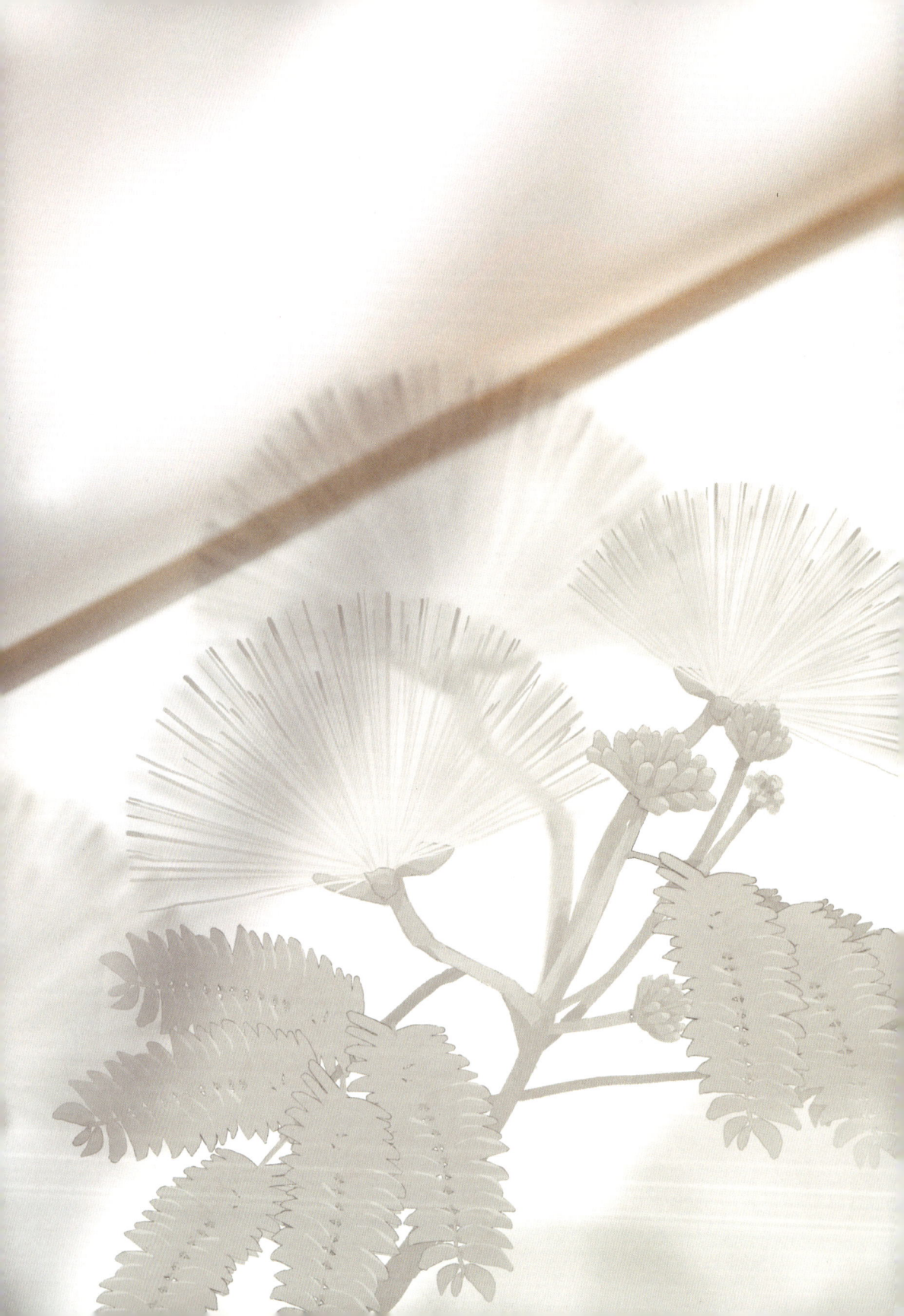

合欢花
He huan hua

永远恩爱／两两相对／夫妻好合

合欢

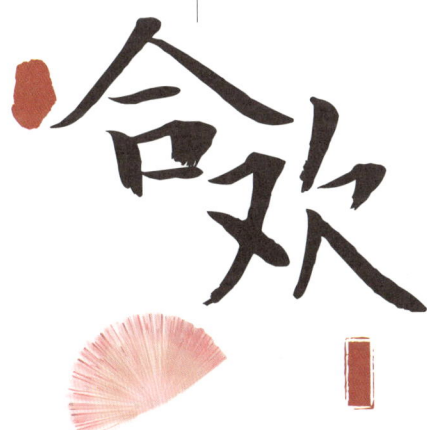

ALBIZIAE FLOS

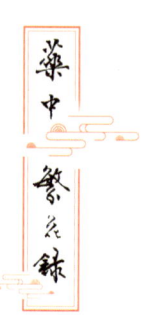

花之寓意

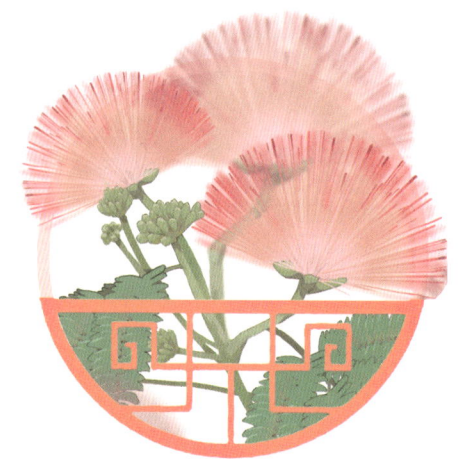

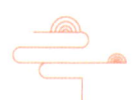

　　合欢花，又名夜合花，其花形独特，花瓣细长而柔软，丝丝缕缕相拥在一起，花语寓意着永远恩爱、两两相对、夫妻好合。"夜合枝头别有春，坐含风露入清晨。"明代文学家李东阳的这首《夜合欢》以合欢花为主题，生动地描绘了合欢花在清晨时分的娇媚姿态。相传虞舜南巡仓梧而死，其妃娥皇、女英遍寻湘江，终未寻见。二妃终日恸哭，泪尽滴血，血尽而死，遂为其神。后来，人们发现她们的精灵与虞舜的精灵"合二为一"，变成了合欢树。合欢树叶，昼开夜合，相亲相爱。自此，人们常以合欢表示忠贞不渝的爱情。这个传说不仅赞颂了娥皇、女英二妃对虞舜的深情厚意，也赋予了合欢花忠贞爱情的象征意义。

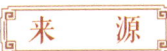

花之疗愈

来　源

合欢花为豆科植物合欢 *Albizia julibrissin* Durazz. 的干燥花序或花蕾。夏季花开放时择晴天采收或花蕾形成时采收，及时晒干。前者习称"合欢花"，后者习称"合欢米"。

药用出处

《本草衍义》中首次记载了合欢花。《中药大辞典》在其基础上进一步阐述，指出合欢花具有舒郁、理气、安神、活络等功效，可治郁结胸闷、失眠、健忘、风火眼疾、视物不清、咽痛、痈肿、跌打损伤疼痛等。

性味归经

性平，味甘。归心、肝经。

功效主治

解郁安神。用于心神不安、忧郁失眠。

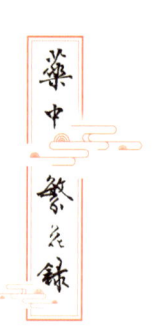

用法用量

煎服,5～10克。

主要药理成分

合欢花主要药理成分有黄酮类(如槲皮素、异槲皮苷)、三萜皂苷(如合欢皂苷)、挥发油(如芳樟醇、橙花叔醇)以及多糖和生物碱等多种化合物。

药理作用

1. 抗抑郁作用: 合欢花所含有的黄酮类物质有明显的缓解抑郁作用。现代临床研究表明,多种以合欢花为主要成分的中药制剂具有显著抗抑郁的疗效,且治疗前后抑郁症患者精神状态好转、复发率降低。

2. 镇静催眠作用: 合欢花中槲皮苷、异槲皮苷、槲皮素和山柰酚能够延长戊巴比妥钠、苯巴比妥钠等镇静催眠药物所致的小鼠麻醉时间,并表现出明显的中枢抑制作用。

3. 抗炎作用: 合欢花总黄酮、多酚及多糖类成分可有效清除自由基,且合欢花的清除能力随着浓度的升高而增强。合欢花中的槲皮素和槲皮苷有较强的抗氧化和抗炎作用,广泛应用于心血管疾病、骨质疏松、肺部疾病等。

4. 保肝作用: 合欢花在肝脏保护方面疗效显著。有研究表明合欢花具有减轻对乙酰氨基酚诱导的急性肝损伤作用。

花开忘忧

合欢花茶

配方： 合欢花5克。

用法： 将合欢花放入茶杯中。倒入沸水，加盖闷泡2～3分钟，待茶汤颜色变深，香气溢出时，即可饮用。

功效： 镇静安神，疏肝解郁，活血消肿，美容养颜。

合欢花粥

配方： 合欢花15克，大米100克。

用法： 合欢花用纱布包好，与大米同煮至粥熟，取出药包，或先煎花10分钟，滤汁煮粥。

功效： 解郁安神，调畅情志。

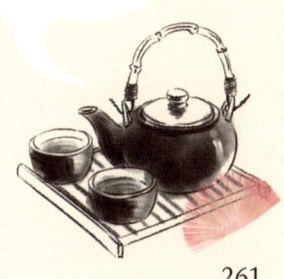

花之语录

合欢花

合欢花宛如一首永恒的爱情赞歌。它以独特的形态告诉我们,爱情需要相互陪伴、相互扶持,就像合欢花的两两相对,不离不弃。今人慕梁祝化蝶之壮烈,却鲜有范蠡西子泛舟的智慧,合欢不语,却道尽"执子之手,与子偕老"的真谛。在这急景凋年的时代,愿天下有情人能如合欢:根相握于地下,花相映于枝头,共沐风雨,同守光阴。须知,最好的爱情不是刹那烟火,而是静水深流。

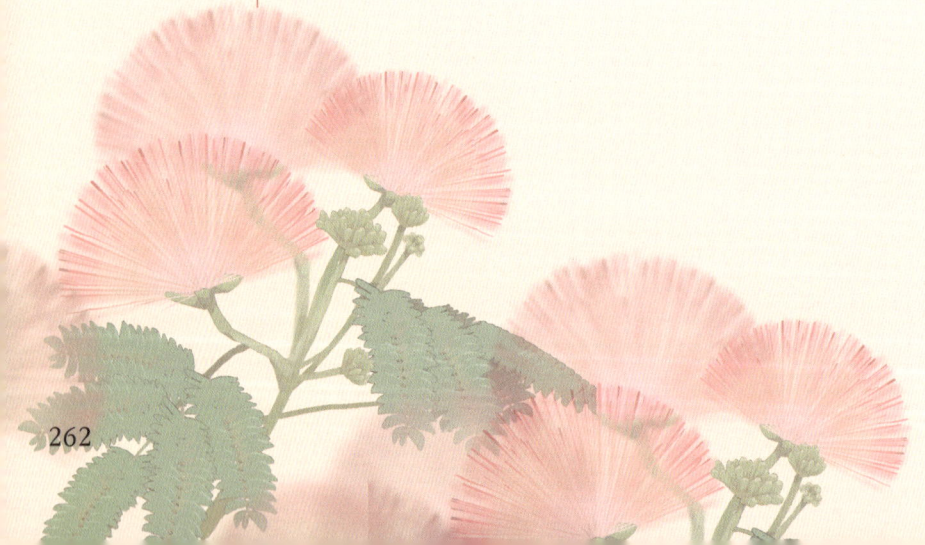

妙笔生花

画一朵属于你的合欢花吧。

鸡冠花

热情／热血／诚挚永恒的爱

Ji guan hua

鸡冠

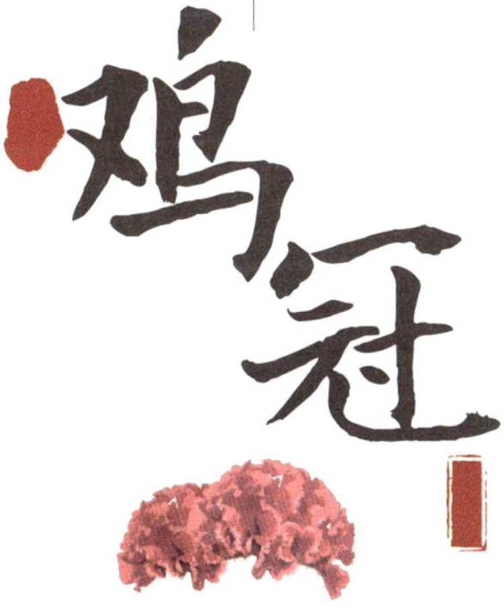

CELOSIAE
CRISTATAE
FLOS

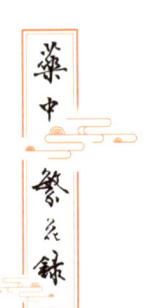

花之寓意

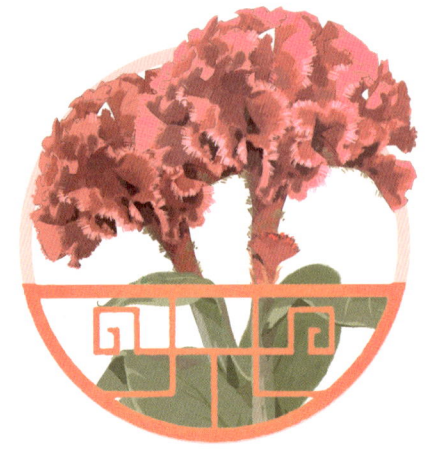

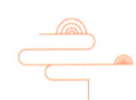

鸡冠花，又名鸡角根，形状色彩多样，鲜艳明快，可用于布置花境、点缀树丛外缘，也可做切花、干花等，其花语寓意着热情、热血和诚挚永恒的爱。"鸡冠本是胭脂染，今日为何成淡妆？只为五更贪报晓，至今戴却满头霜。"明代解缙的这首《鸡冠花》，生动形象地描绘了鸡冠花的形态与色彩，将鸡冠花比作贪报晓的雄鸡，因早起报晓而"戴却满头霜"，既解释了鸡冠花颜色变浅（淡妆）的原因，又蕴含了勤劳、奉献的精神。相传，古时有只大公鸡英勇地啄死了企图危害人类的蜈蚣精，自己却中毒身亡。人们将其埋葬后，坟上长出了一种形似鸡冠的红花，这便是鸡冠花。它象征着勇敢与牺牲，也因其鲜艳的红色而常被赋予真挚爱情的寓意。

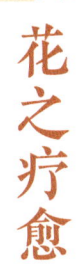

花之疗愈

来源

鸡冠花为苋科植物鸡冠花 Celosia cristata L. 的干燥花序。秋季花盛开时采收，晒干。

药用出处

鸡冠花药用始载于《滇南本草》，"赤痢下血，用红花效；白痢下血，用白花效"。

性味归经

性凉，味甘、涩。归肝、大肠经。

功效主治

收敛止血，止带，止痢。用于吐血，崩漏，便血，痔血，赤白带下，久痢不止。

用法用量

煎服，6～12克。

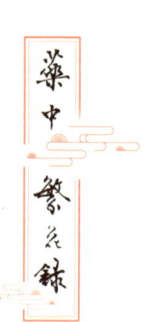

主要药理成分

鸡冠花中含有丰富的药理成分,主要包括黄酮类、皂苷类和甾类、有机酸类和萜类等化合物。

药理作用

1. 止血作用: 鸡冠花中的多种活性成分能够促进血液凝固,从而发挥止血作用。现代药理学研究表明,鸡冠花提取物的止血作用是通过影响凝血系统和抑制纤溶酶活性而产生的。鸡冠花炭品能明显减少胃、肝、肺的出血状况,表明其炒炭后止血作用增强。

2. 抗阴道毛滴虫作用: 鸡冠花煎剂对人阴道毛滴虫有杀灭作用,研究表明,阴道毛滴虫的死亡率随着鸡冠花浓度的增大而增加。

3. 防治糖尿病: 鸡冠花黄酮提取物能够降低体内巨噬细胞的吞噬能力,具有防治糖尿病的作用。

鸡冠花茶

配方： 鸡冠花 3 克。

用法： 取适量干燥鸡冠花放入茶杯中。倒入一壶沸水，盖上杯盖，闷泡 2～3 分钟，待茶汤颜色变深，香气溢出时，即可饮用。

功效： 清凉解暑，止血止带。

鸡冠花粥

配方： 鸡冠花 10 克，粳米 100 克。

用法： 将洗净的粳米和适量的水放入锅中，大火煮开后转小火慢煮；待米粒开花、粥品黏稠时，加入处理好的鸡冠花，继续煮几分钟；待鸡冠花的颜色和香味融入粥中，即可食用。

功效： 清热利湿，收敛止血，凉血解毒。

花开忘忧

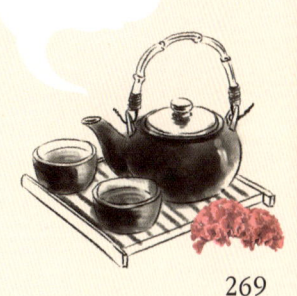

花之语录

鸡冠花

暮秋时节,众芳摇落,唯见鸡冠花以赤焰之姿,在萧瑟中铸就一道不灭的霞光。那层层叠叠的绛色冠冕,非锦非绣,却是时光以最浓烈的朱砂,在天地间挥毫写就的生命华章。这烈焰般的精灵,实乃自然最富哲思的隐喻——当寒露凝霜,万木辞青,它偏以热血浇铸红妆;纵西风凛冽,百卉摧折,犹自高举不凋的旌旗。非为争艳,只为证明:真爱从不需要温室,愈是风刀霜剑相逼,愈见赤忱本色。观其经霜不凋之质,恰似《诗经》"死生契阔"的古老誓言,在草木间获得具象。每一片倔强挺立的花瓣,都在诉说:"情之所钟,虽千万劫,此心可鉴。"

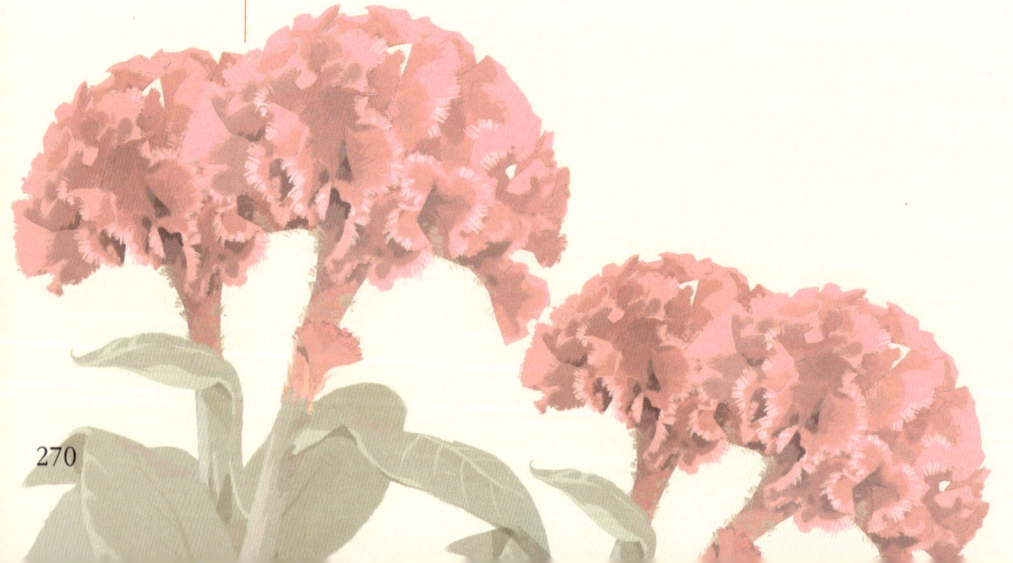

妙笔生花 —— 画一朵属于你的鸡冠花吧。

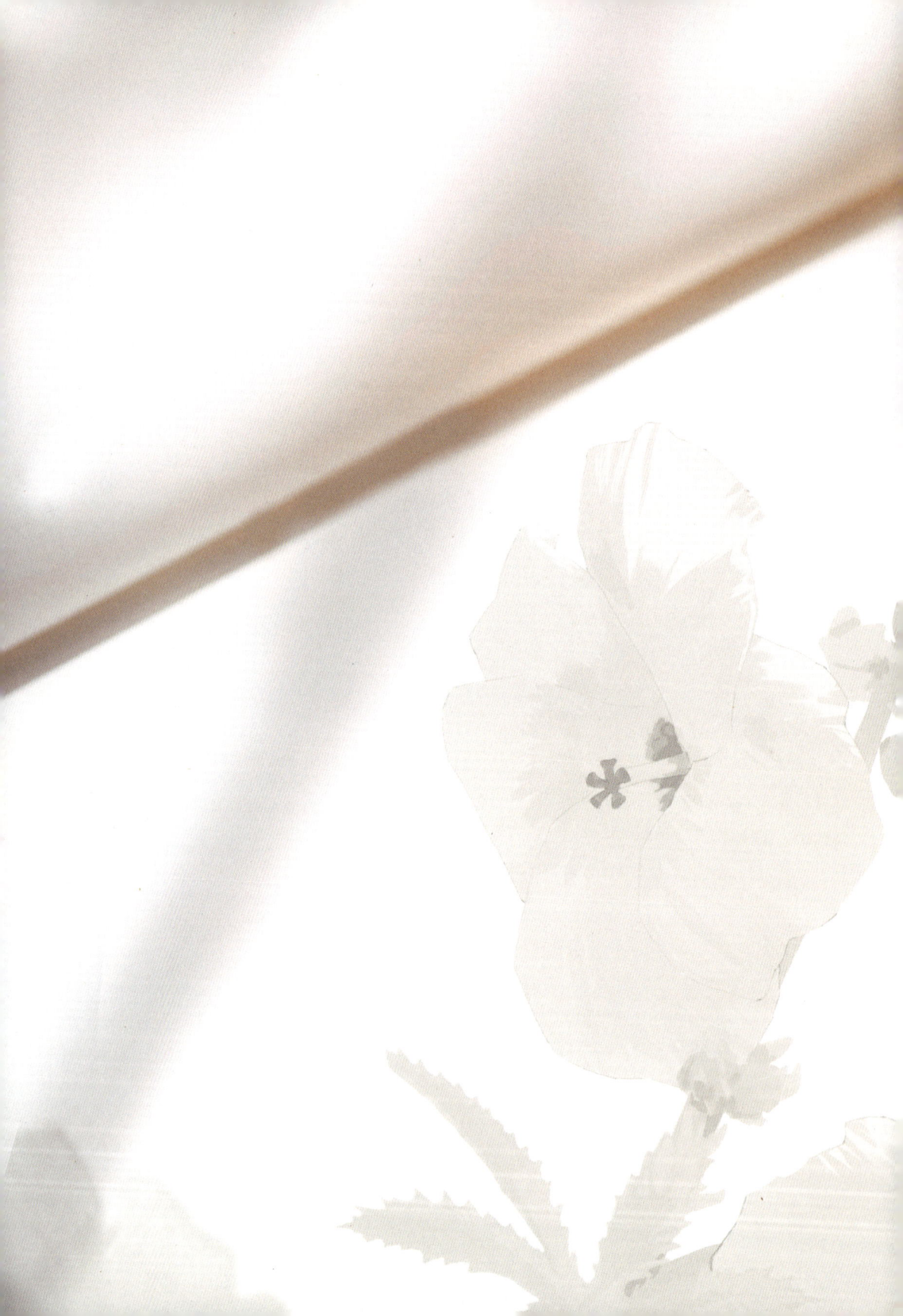

黄蜀葵花

勇敢／自由／坚定不移的爱

Huang shu kui hua

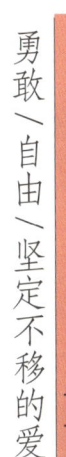

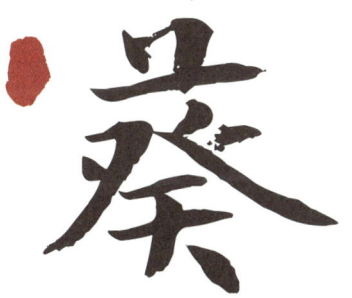

ABELMOSCHI COROLLA

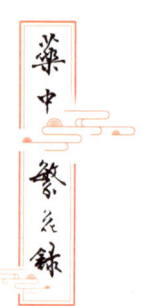

花之寓意

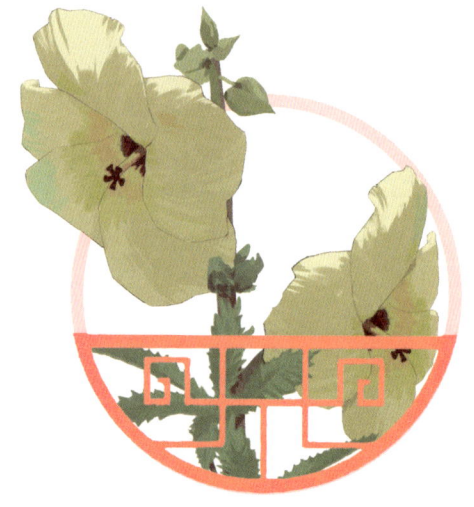

黄蜀葵花，其华灼灼，色若鎏金。既可缀庭园以添明艳，亦能入香茗而沁心脾。此花风骨，尤在花语——勇毅如剑锋破晓，自由若流云舒卷，情意似金石不移。唐人张祜观其芳姿，曾咏叹："名花八叶嫩黄金，色照书窗透竹林。"诗人笔下，那映透书窗竹影的灿灿金英，何尝不是其心迹的映照？一咏一叹间，既有对世途偃蹇的怅然，更蕴藏着一腔未冷的热望与深挚的寄托。花影摇情，更有千古传奇萦绕。相传汉武帝宠妃李夫人，姿容绝世而芳华早逝，其生命之绚烂短暂，恰似蜀葵朝开暮落。故世人尊其为七月蜀葵花神，让那段如花般炽烈而倏忽的帝妃情缘，得以在岁岁花期中低回传唱。凝望这明丽的金盏，仿佛能听见勇者的心跳、触摸自由的脉动、感知那穿越时光的坚定情长。

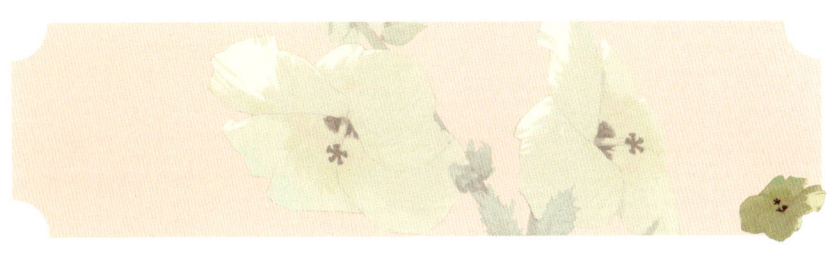

花之疗愈

来源

黄蜀葵花为锦葵科植物黄蜀葵 Abelmoschus manihot (L.) Medik. 的干燥花冠。夏、秋二季花开时采摘，及时干燥。

药用出处

黄蜀葵花药用最早见于《嘉佑本草》，"治小便淋及催生，又主诸恶疮脓水久不瘥者，作末敷"。

性味归经

性寒，味甘。归肾、膀胱经。

功效主治

清利湿热，消肿解毒。用于湿热壅遏，淋浊水肿；外治痈疽肿毒，水火烫伤。

用法用量

煎服，10～30克；研末内服，3～5克。外用适量，研末调敷。

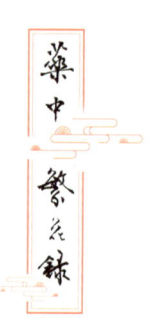

注意事项

孕妇慎用。

主要药理成分

黄蜀葵花中含有黄酮类、有机酸、挥发油等多种化学成分，其中黄酮类化合物是黄蜀葵花的主要药理活性成分。

药理作用

1. 抗氧化作用：黄蜀葵花含有丰富的黄酮类化合物，具有较强力的抗氧化作用。黄酮类化合物因为含有酚羟基能与自由基发生反应，即失去或得到氢后生成较稳定的半醌式自由基，使得自由基链式反应得以终止，从而发挥抗氧化活性。

2. 抗动脉粥样硬化作用：黄蜀葵花可通过抗炎、抗氧化作用保护血管内皮细胞，改善血流动力学，维护血管内皮功能，促进新生血管形成，因此对动脉粥样硬化有较好的治疗作用。

3. 防治糖尿病肾病：以黄蜀葵花总黄酮为主要成分的中成药制剂，可以降低早期糖尿病肾病患者的尿微量白蛋白，抑制糖尿病诱导的炎症性足细胞损伤。

花开忘忧

黄蜀葵花茶

配方： 黄蜀葵花3克。

用法： 将黄蜀葵花用温水冲洗后放入杯中，倒入热水，加盖闷泡5～10分钟，可依据个人口味加糖、或蜂蜜适量。

功效： 清热解毒，利尿消肿。

驱蚊香囊

配方： 黄蜀葵花10克、艾叶10克、薄荷5克、丁香3克。

用法： 将上述药材干燥后混匀，装入布包，悬挂于室内或随身携带。

功效： 驱蚊避秽。

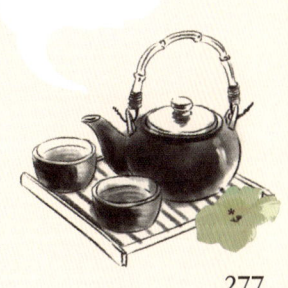

花之语录

黄蜀葵花

黄蜀葵，炎曦之赤子。当羲和驭日，流金铄石之际，它独擎鎏金之盏，灼灼然映透苍穹——非为争春，乃以纤茎为笔，饱蘸烈日，于天地熔炉间，书写最炽烈的光明偈语。此花风骨，在张祜"色照书窗透竹林"的幽韵里，更在酷暑煎迫下，那寸寸根须向九泉攫取生机的决绝中，纵使焦土裂石，犹自汲深泉以润脉；任他炎威炙骨，偏将劫火淬作金芒。恍若汉宫旧事：倾尽一世风华的七月花神李夫人，其魂灵所寄，岂非这般——于无常中铸永恒，向死而生吐金魄？故曰："人生逆旅，何异蜀葵？莫惧尘沙蔽日、世路嶙峋。但效此花：将苦难沉潜为根柢的雷霆，把孤寂酝酿成心源的醴泉。"信那：千寻根抵沉渊默，终化九霄鎏日辉。待你深扎的岁月浸透沧桑，昂首处，自有万丈金晖破云而出，为这莽莽红尘，加冕一道不屈的生命金匮玉版。

妙笔生花

—— 画一朵属于你的黄蜀葵花吧。

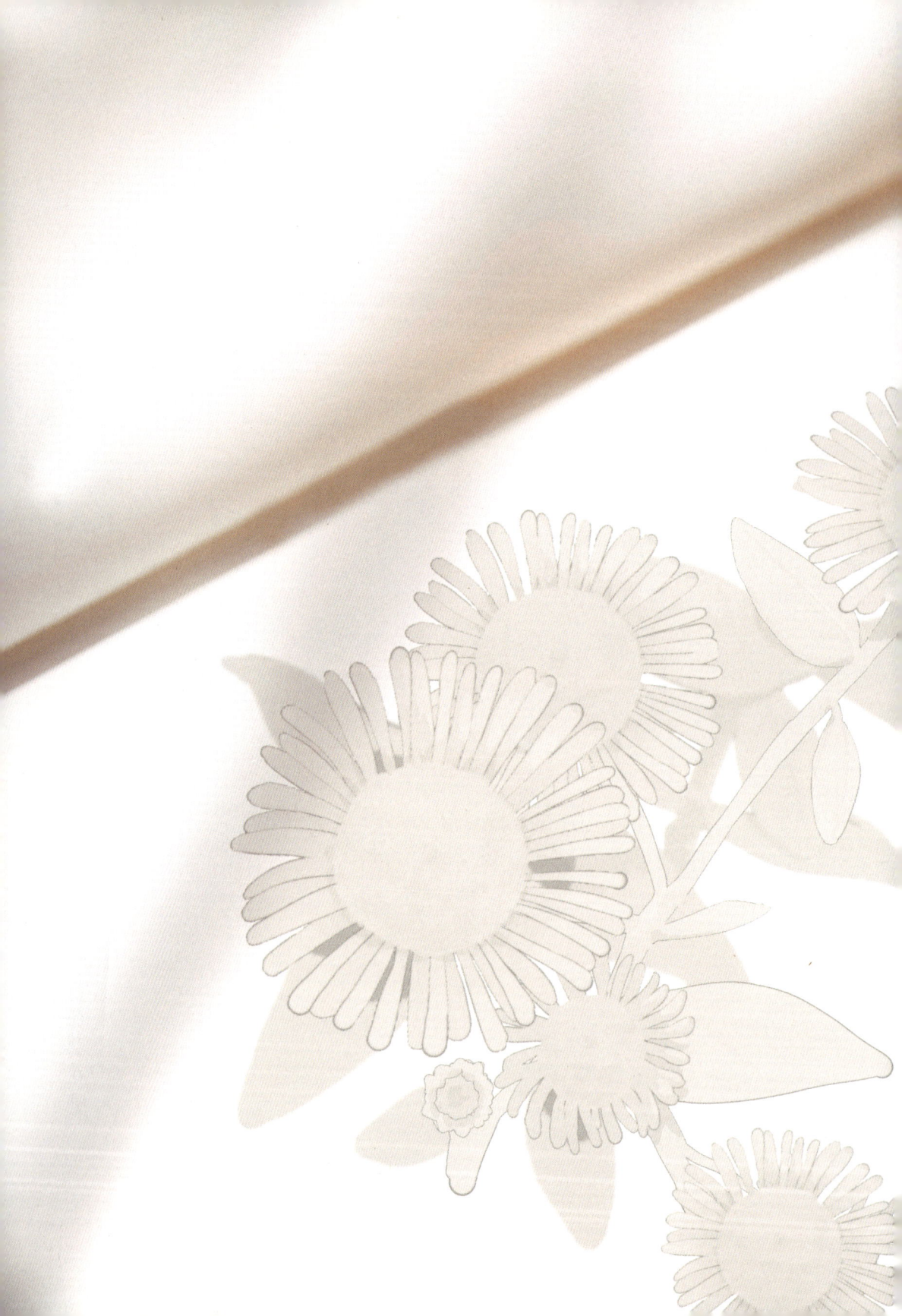

忠诚

旋覆花
Xuan fu hua

旋覆

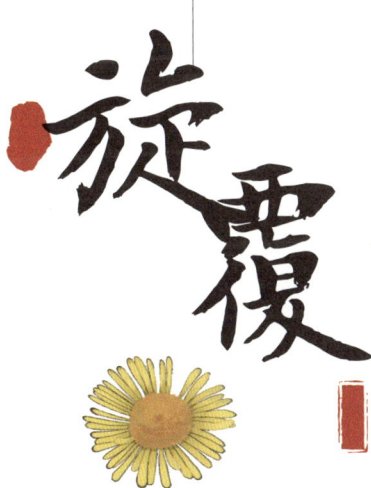

INULAE FLOS

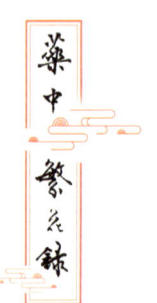

花之寓意

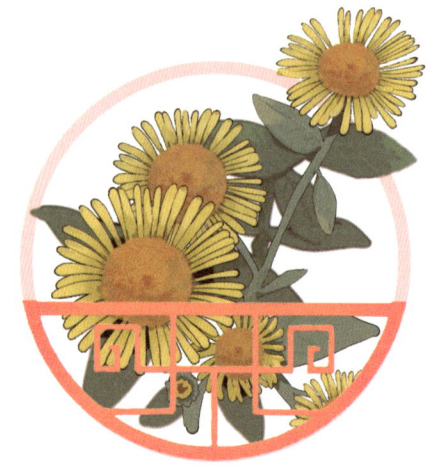

旋覆花,又名六月菊,其花语深刻而独特,象征着"忠诚"。旋覆花花瓣随时间逐渐向下垂落,仿佛在默默表达对爱慕之人的忠心,这种低调而深沉的情感,与古人所崇尚的谦逊品质不谋而合。旋覆花被赋予了坚贞不渝的爱情寓意,如同那些为爱情坚守到底的人们,其忠诚之心令人动容。这朵承载着人们情感与心愿的小花,以它独有的方式,在岁月长河中静静绽放,诉说着永恒不变的忠贞。

花之疗愈

来　源

旋覆花为菊科植物旋覆花 *Inula japonica* Thunb. 或欧亚旋覆花 *Inula britannica* L. 的干燥头状花序。夏、秋二季花开放时采收，除去杂质，阴干或晒干。

药用出处

旋覆花药用首见于《神农本草经》，"主结气，胁下满，惊悸。除水，去五脏间寒热，补中，下气"。

性味归经

性微温，味苦、辛、咸。归肺、脾、胃、大肠经。

功效主治

降气，消痰，行水，止呕。用于风寒咳嗽，痰饮蓄结，胸膈痞闷，喘咳痰多，呕吐噫气，心下痞硬。

用法用量

煎服，3～9克，包煎。

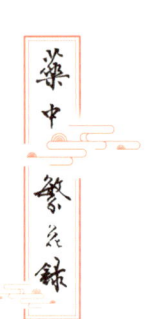

主要药理成分

旋覆花的主要药理成分包括倍半萜内酯（如旋覆花素、大花旋覆花素）、黄酮类化合物（如槲皮素、山奈酚）、挥发油（含 α-蒎烯、桉叶素等）、甾醇类（如 β-谷甾醇）及有机酸（如咖啡酸、绿原酸）等多种化合物。

药理作用

1. **止咳平喘作用**：旋覆花含有黄酮类药理成分，如槲皮素和异槲皮素等，这些成分具有抗炎、镇咳平喘、润肺止咳等作用。它们能够缓解呼吸道炎症，减少痰液分泌，从而起到止咳平喘的效果。

2. **抗炎作用**：旋覆花及其提取物具有显著的抗炎活性，这一作用已经得到了广泛的实验验证。旋覆花中的黄酮类化合物，如槲皮素和异槲皮素等，是主要的抗炎活性成分。它们能够抑制多种炎症介质（如肿瘤坏死因子、白细胞介素等）的释放，从而减轻炎症反应。此外，旋覆花中的倍半萜内酯类化合物也具有抗炎作用，能够抑制巨噬细胞的激活和炎症介质的产生。

3. **抗肿瘤作用**：旋覆花中的倍半萜内酯类化合物能够抑制肿瘤细胞的生长和增殖，甚至诱导肿瘤细胞凋亡。这些化合物通过影响肿瘤细胞的信号传导通路、细胞周期和凋亡机制等，从而发挥抗肿瘤作用。此外，旋覆花中的黄酮类化合物也具有抗肿瘤活性，能够抑制肿瘤细胞的侵袭和转移。

旋覆花炖鲤鱼

配方： 鲤鱼1条，旋覆花5克，姜片、葱段、料酒、盐、胡椒粉等适量。

用法： 旋覆花用纱布包好备用。鲤鱼处理后入锅，加水没过鱼身。放入姜片、葱段、料酒和旋覆花包。大火煮沸转小火炖30分钟，加盐、胡椒粉调味，收汁后食用。

功效： 益气健脾，温胃和中。

旋覆花粳米粥

配方： 旋覆花5克（纱布包煎），粳米50克，生姜3片。

用法： 将旋覆花用纱布包好，放入锅中，加水煎煮10分钟取汁，与粳米、姜煮粥。

功效： 降逆止呕，消痞和胃。

花开忘忧

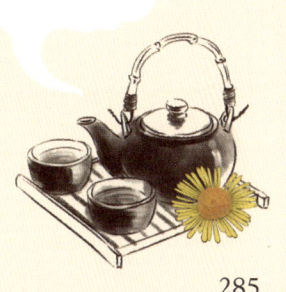

花之语录

旋覆花

商飙起时，旋覆粲然。其花也，金钿缀霜襟，临寒愈灼，于萧瑟处独振清商，似将天地间未冷之精魄，尽凝于纤蕊——此非争春之艳色，乃抱朴守拙者，向岁寒递交的灼灼战表！它不畏霜寒，傲然绽放，仿佛在告诉我们：无论面对怎样的困境，都要保持内心的坚强与勇气。旋覆花是默默无闻却充满生命力的象征，它用自己的方式，为世界增添了一抹亮丽的色彩。让我们从旋覆花中汲取力量，敛锋芒于沉潜，落惊雷于静默。纵困厄如渊，亦持心灯不夜，待千劫砺尽，那漫野流金，便是光阴为你加冕的华章，更是生命向永恒书写的——无字之鎏金诰命！

妙笔生花

—— 画一朵属于你的旋覆花吧。

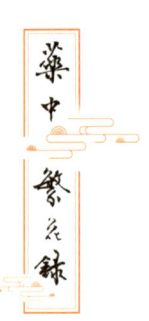

参考资料

[1] 何德颖,肖薇依,黎成,等.蜡梅属植物精油成分及药理活性研究进展[J].天然产物研究与开发,2023,35(9):1624.

[2] 苏州市天灵中药饮片有限公司.一种复合中药面膜配方及其制备方法、用途:CN201510047715.7[P].2015-05-06.

[3] 马力,唐凤敏,曾天舒,等.菊花多糖和绿原酸免疫调节作用的研究[J].医药导报,2008,27(10):1168-1170.

[4] 张艳玲,夏远,朝格图,等.野菊花不同提取物的红外光谱分析[J].光谱学与光谱分析,2012,32(12):3225-3228.

[5] 韩永成,刘伟,陈宁,等.UHPLC法同时测定金银花中6种有效成分的含量[J].天然产物研究与开发,2015,27(1):89-93.

[6] 李松涛,葛岚岚,肖凌云,等.金银花化学成分的抗病毒作用研究进展[J].新发传染病电子杂志,2020,5(2):136-139.

[7] 鲁雷震,贾紫伟,封成玲,等.玫瑰植物中活性物质及其功效研究进展[J].食品研究与开发,2021,42(20):206-213..

[8] 吴雪松,许浚,张铁军,等.野菊的化学成分及质量评价研究进展[J].中草药,2015,46(3):443-452.

[9] 刘谋治,宋霞,姜远英,等.月季花化学成分及药理作用的研究进展[J].药学实践杂志,2015,33(3):198-200,249.

[10] 王瑞, 朴龙. 灯盏花素在脑缺血疾病治疗中作用机制的研究进展[J]. 牡丹江医学院学报, 2023, 44(3): 118-121.

[11] 苏灿, 普元柱, 高勇, 等. 云南省灯盏花产业发展现状及对策[J]. 中药材, 2023, 46(5): 1067-1074.

[12] 任得强, 王仕梅, 严福林, 等. 红花龙胆的生态适宜性研究[J]. 北方园艺, 2022, (23): 120-125.

[13] 裴淑兰, 王刚狮, 淑慧, 等. 山西龙胆属新记录种——红花龙胆[J]. 山西大学学报(自然科学版), 2018, 41(3): 661-664.

[14] 刘雨宣, 周可鑫, 吕梦奇, 等. 马鞭草的生物学功能及其在动物生产中的应用研究进展[J]. 饲料研究, 2024, 47(15): 156-160.

[15] 崔行, 华智锐. 甜菜碱对盐胁迫下马鞭草种子萌发及幼苗生长的影响[J]. 江西农业学报, 2023, 35(6): 88-93, 100.

[16] 樊富华, 闫圣坤, 刘洋, 等. 蒲公英多糖的化学结构、提取分离、生物活性及其应用研究进展[J/OL]. 中华中医药学刊, 1-18[2025-06-16]. http://kns.cnki.net/kcms/detail/21.1546.R.20240904.1250.008.html.

[17] 安素妨, 余永亮, 董薇, 等. 蒲公英应用实践及药理作用研究进展[J]. 安徽农学通报, 2024, 30(10): 32-39.

[18] 吴萧, 王文婷, 李娜, 等. 蒲公英总黄酮提取及其抗氧化活性研究[J]. 唐山师范学院学报, 2024, 46(3): 45-49.

[19] 翟天纲, 谢伟楠, 赵锡艳. 重构本草——辛夷[J]. 长春中医药大

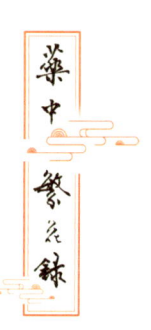

学学报, 2024, 40(7): 722-724.

[20] 龚元勋, 赵净洁, 罗妙, 等. 基于网络药理学和分子对接技术探究经典名方辛夷散治疗过敏性鼻炎的潜在作用机制[J]. 右江医学, 2024, 52(4): 303-312.

[21] 陈峥, 宁静, 杨兴亮, 等. 辛夷正异名解读及考辨[J]. 中医文献杂志, 2023, 41(2): 56-59.

[22] 王惠荣, 雷雨轩, 张慧文, 等. 当药的化学成分及药理作用研究进展[J]. 内蒙古医科大学学报, 2024, 46(1): 24-27.

[23] 晓花, 朱翔慧, 伊乐泰, 等. "地格达"类蒙药在蒙药复方制剂中的应用情况[J]. 中国现代中药, 2018, 20(12): 1583-1592.

[24] 王志刚. 蒙药紫花当药抗肝炎作用的体内物质及代谢过程研究[D]. 哈尔滨: 黑龙江中医药大学, 2015.

[25] 李冬梅, 肖怀, 刘光明. 獐牙菜属植物研究进展[J]. 大理学院学报, 2007, 38(2): 77-80.

[26] Li JC, Feng L, Sun BH, et al. Hepatoprotective activity of the constituents in Swertia pseudochinensis[J]. Biol Pharm Bull, 2005, 28(3): 534-537.

[27] 周大成, 朴惠善, 张思玉, 等. 当药提取物对鼠试验性肝损伤的保护作用[J]. 中国实验方剂学杂志, 2010, 16(17): 125-128.

[28] 王丹丹. 齐墩果酸和熊果酸衍生物合成及其对肝癌和肺癌细胞的抑制作用[D]. 大庆: 黑龙江八一农垦大学, 2010.

［29］Xiang K, He Q, CHen Y, et al. Chemical constituents isolated from the aerial parts of Swertia pseudochinensis and their potential neuroprotective effects ［J］. Acupuncture and Herbal Medicine, 2021, 1(1): 59-64.

［30］史飞, 刘志跃, 焦效兰. 抗心肌缺血蒙药研究进展［J］. 内蒙古医学院学报, 2006, (4): 299-301.

［31］陈亚平. 一种治疗冻疮的中药: CN201610833342.0［P］. 2017-01-04.

［32］黄劼. 驱蚊组合物: CN201610612090.9［P］. 2016-12-14.

［33］陈建. 芫花根水煎剂对大肠杆菌和金黄色葡萄球菌的抑杀作用的研究［D］. 南京: 南京中医药大学, 2016.

［34］周坤, 谢家丽, 李勇军, 等. 石吊兰化学成分和药理作用的研究进展及其质量标志物预测［J］. 中国药房, 2021, 32(11): 1391-1396.

［35］王仕宝, 晏继红, 刘文虎, 等. 苗药石吊兰的研究进展［J］. 西北药学杂志, 2014, 29(5): 550-552.

［36］刘艳, 荣晓惠, 谭金燕, 等. 洋金花叶化学成分及其抗炎活性研究［J］. 中成药, 2022, 44(6): 1829-1839.

［37］王玉伟, 赫军, 王晓燕, 等. 洋金花中生物碱成分的研究［J］. 中草药, 2021, 52(20): 6163-6167.

［38］朱金莲, 邓颖嘉, 何燕珊, 等. 洋金花的化学成分、药理作用及临床应用研究进展［J］. 中国实验方剂学杂志, 2021, 27(23): 201-209.

［39］杨炳友, 杨春丽, 刘艳, 等. 洋金花根化学成分研究［J］. 中国中药杂志, 2018, 43(8): 1654-1661.

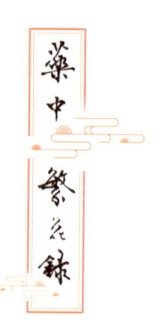

[40] 魏担, 吴清华, 裴瑾, 等. 厚朴花的本草考证、真伪鉴别、化学成分、药理作用、临床应用及新兴研究[J]. 中国药房, 2019, 30(1): 140-144.

[41] 郭强. 厚朴与厚朴花现代药理与临床新用分析[J]. 中国卫生标准管理, 2014, 5(16): 31-32.

[42] 陈旭飞, 袁利邦, 古小平, 等. 密蒙花化学成分、药理活性研究进展及质量标志物预测分析[J]. 中国中医药信息杂志, 2022, 29(11): 141-148.

[43] 石璐, 谢国勇, 王飒, 等. 密蒙花的药学研究进展[J]. 中国野生植物资源, 2016, 35(3): 34-40.

[44] 王建, 李晓琳, 李茂星, 等. 苯乙醇苷类化合物通过PI3K/Akt/mTOR-HIF-1α信号通路对高原低氧大鼠认知功能损伤的保护作用[J]. 国际药学研究杂志, 2020, 47(12): 1137-1145.

[45] 金顺琪, 张露蓉. 半枝莲药理效应及临床应用研究进展[J]. 辽宁中医药大学学报, 2021, 23(8): 194-198.

[46] 李娜, 王平, 孙铁锋, 等. 半枝莲化学成分、药理作用及质量控制研究进展[J]. 中国中药杂志, 2020, 45(21): 5117-5128.

[47] 杨祎辰, 常晖, 王二欢, 等. 老鹳草属药用植物化学成分及药理作用研究进展[J]. 中国现代中药, 2021, 23(5): 918-927.

[48] 任茜, 陈国联, 李万波. 秦岭九种老鹳草抗菌作用的实验研究[J]. 陕西中医, 2012, 33(8): 1075-1076.

［49］王志刚,李青,王斌,等.中药老鹳草的成分和药理学研究进展［J］.中兽医学杂志,2008,(4): 44-48.

［50］胡迎庆,刘岱琳,周运筹,等.老鹳草的抗炎、镇痛活性研究［J］.西北药学杂志,2003,(3): 113-115.

［51］谭倩,董晓东,王丽丽,等.西红花化学成分、药理作用机制及其开发利用的研究进展［J］.食品与药品,2024,26(3): 300-304.

［52］李萌,章从恩,章前,等.基于谱-效相关分析的西红花抗抑郁药效成分的研究［J］.中国医院用药评价与分析,2022,22(9): 1098-1101.

［53］刘群,韩冰,孙承韬,等.西红花药理活性成分及其产品开发研究进展［J］.亚热带植物科学,2020,49(6): 506-512.

［54］白启荣,郭姣洁,吴娇.红花的化学成分及药理作用研究进展［J］.新乡医学院学报,2024,41(1): 88-94, 100.

［55］李阳,焦扬,牛洁.红花中的黄酮类化学成分及其药理作用研究进展［J］.环球中医药,2024,17(1): 137-143.

［56］杨宇,黄兴琳,江忠敏,等.中药红花化学成分与药理作用研究新进展［J］.中华中医药学刊,2023,41(10): 119-126.

［57］贾佼佼,苗明三.槐花的化学、药理及临床应用［J］.中医学报,2014,29(5): 716-717, 745.

［58］刘琳,程伟.槐花化学成分及现代药理研究新进展［J］.中医药信息,2019,36(4): 125-128.

［59］高超.款冬功效成分提取及生理功能研究［D］.长春:吉林农业

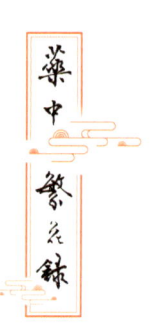

大学, 2017.

[60] 侯阿娇, 郭新月, 满文静, 等. 款冬花的化学成分及药理作用研究进展 [J]. 中医药信息, 2019, 36(1): 107-112.

[61] 李静, 高丽, 高耀, 等. 基于网络药理学的款冬花止咳化痰活性成分靶点探究 [J]. 中草药, 2018, 49(1): 179-187.

[62] 赵中振, 肖培根. 当代药用植物典 [M]. 2版. 上海: 上海世界图书出版公司, 2018.

[63] 马宁, 张帆, 苗明三. 中药凌霄花现代研究与分析 [J]. 中医学报, 2011, 26(6): 704-705.

[64] 杨阳, 绳慧峰, 张慰. 凌霄花的化学成分及药理作用综述 [J]. 中国药师, 2008, (12): 1521-1522.

[65] 李倩, 陈燕, 窦霞, 等. 金银花、山银花、川银花化学成分及药理作用研究进展 [J]. 中国民族民间医药, 2023, 32(15): 67-72.

[66] 李瑞娥. 金银花与山银花的性状鉴别和药理作用的区别研究 [J]. 中医临床研究, 2020, 12(15): 118-119, 136.

[67] 马腾, 唐文照, 刘少超, 等. 加拿大一枝黄花的化学成分与药理活性研究进展 [J]. 齐鲁药事, 2010, 29(5): 295-298.

[68] 薛晓霞, 姚庆强, 仲浩. 毛果一枝黄花的化学成分与药理活性研究进展 [J]. 齐鲁药事, 2006, (3): 163-165.

[69] 孟凡燕, 肖颖梅, 夏星. 木棉药理活性研究进展 [J]. 海峡药学, 2015, 27(12): 4-6.

[70] 唐爱存, 余渊, 黄敏, 等. 木棉花化学成分及药理作用研究进展［J］. 中国民族民间医药, 2020, 29(23): 74-79.

[71] 李艳, 苗明三. 益母草药理作用研究进展［J］. 中华中医药学刊, 2023, 41(5): 102-106.

[72] 谢晓芳, 陈俊仁, 李刚敏, 等. 益母草对子宫的药理作用研究进展［J］. 世界中医药, 2020, 15(9): 1263-1266.

[73] 阮金兰, 杜俊蓉, 曾庆忠, 等. 益母草的化学、药理和临床研究进展［J］. 中草药, 2003, 34(11): 附15-附19.

[74] Chik WI, Zhu L, Fan LL, et al. Saussurea involucrata: A review of the botany, phytochemistry and ethnopharmacology of a rare traditional herbal medicine［J］. J Ethnopharmacol, 2015, 172: 44-60.

[75] 吴文理, 王秋玲. 佩兰的应用及研究进展［J］. 海峡药学, 2019, 31(6): 28-30.

[76] 薛秋雯, 梁爽. 羊踯躅化学成分及其药理作用研究进展［J］. 中草药, 2020, 51(5): 1350-1360.

[77] 郭小红, 冯靖雯, 尤强, 等. 有毒中药闹羊花的现代研究进展［J］. 中国药业, 2020, 29(23): 96-104.

[78] 张岩, 刘庆焕, 王宏, 等. 基于网络药理学和动物实验探讨贯叶金丝桃黄酮类成分对缺血性脑损伤的治疗作用［J］. 中成药, 2023, 45(9): 3110-3115.

[79] 李冉, 田介峰, 罗学军, 等. 合欢花的化学成分及其药理作用的研

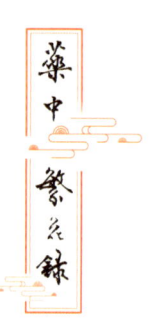

究进展［J］.天津药学,2022, 34(2): 66-71.

［80］袁建梅,郭伟云,汪应灵.合欢花中总黄酮的提取工艺及对羟自由基清除作用的研究［J］.中国食品添加剂, 2012, 110(1): 87-91.

［81］熊唯琛.合欢花减轻对乙酰氨基酚诱导的急性肝损伤的有效成分及其作用机制研究［D］.武汉:湖北中医药大学, 2020: 14-58.

［82］陈静,姜秀梅,李坦,等.鸡冠花止血作用机制研究［J］.北华大学学报(自然科学版), 2001, 2 (1): 39-40.

［83］赵润琴,张允菲,冯程,等.鸡冠花的化学成分和药理作用研究进展［J］.中医药信息, 2017, 34(3): 129-131.

［84］陈建芳,闫艳.鸡冠花体外抗阴道毛滴虫作用研究［J］.中国病原生物学杂志, 2010, 5 (9): 720.

［85］郭晓玲,李万里,尉辉杰,等.鸡冠花黄酮化合物对糖尿病小鼠脾脏及巨噬细胞吞噬功能的影响［J］.新乡医学院学报, 2005, 22 (4): 324-326.

［86］孙增红,张莎,王丽娃,等.黄蜀葵花提取物中总黄酮与总多酚含量测定及体外抑菌与抗氧化活性研究［J］.化学与生物工程, 2024, 41(2): 26-32.

［87］马晓珺,吕东岭.黄蜀葵花抗动脉粥样硬化的研究进展［J］.现代中药研究与实践, 2023, 37(5): 92-96.

［88］陈佳鑫,房其军,万毅刚,等.黄蜀葵花总黄酮抑制糖尿病肾脏疾病足细胞坏死性凋亡和肾脏纤维化的作用和机制［J］.中国中药

杂志, 2023, 48(15): 4137-4146.

[89] Zhao J, Tostivint I, Xu L, et al. Efficacy of combined Abelmoschus manihot and irbesartan for reduction of albuminuria in patients with type 2 diabetes and diabetic kidney disease: a multicenter randomized double-blind parallel controlled clinical trial [J]. Diabetes Care, 2022, 45(7): e113.

[90] 成向荣. 四种旋覆花属植物的化学成分及生物活性研究[D]. 上海：上海交通大学, 2012.

[91] 郭启雷, 杨峻山. 旋覆花属植物中倍半萜类成分及药理活性研究进展[J]. 天然产物研究与开发, 2005, (6): 804-809

[92] 国家药典委员会. 中华人民共和国药典：2020年版. 一部[S]. 北京：中国医药科技出版社, 2020.

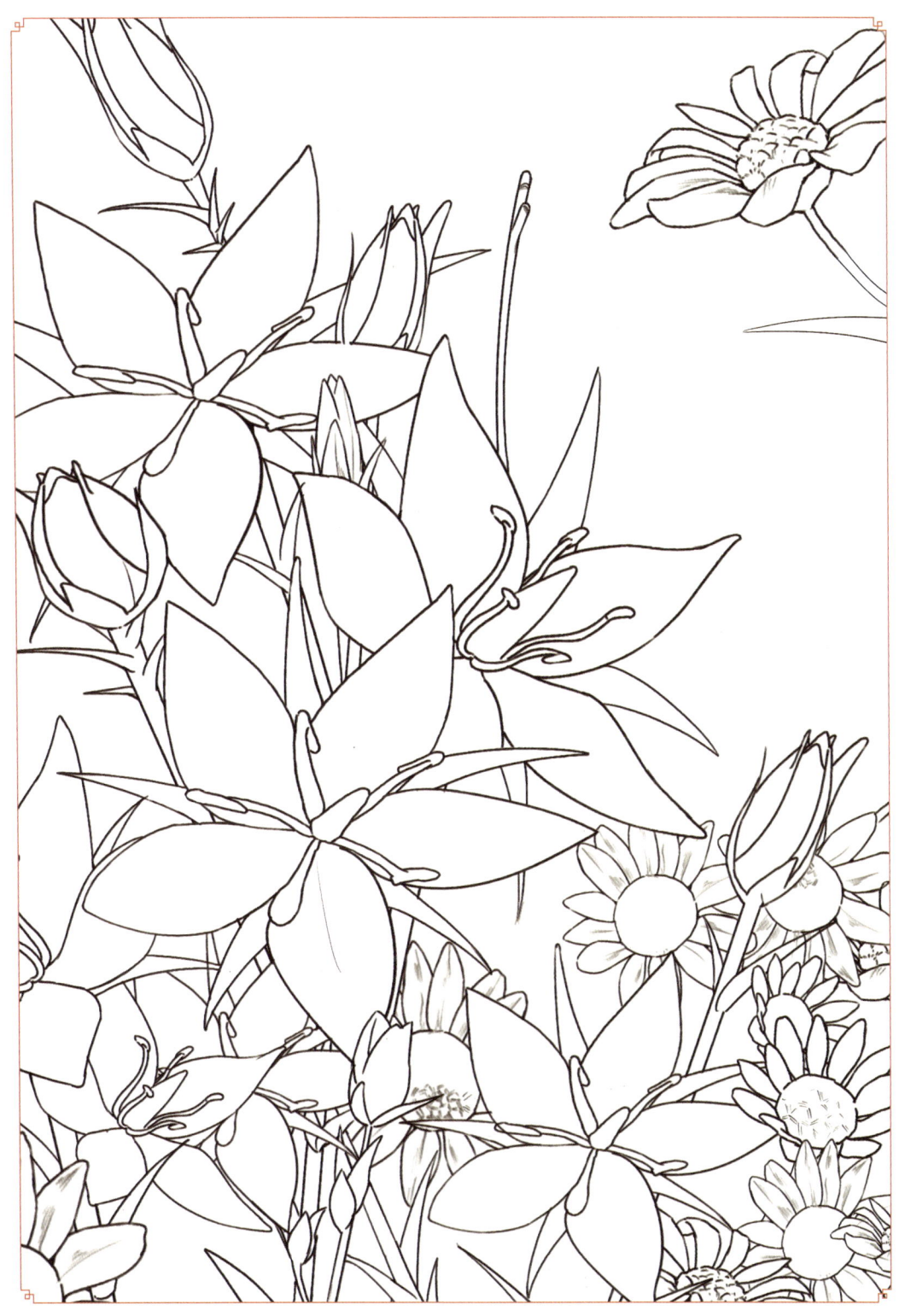

秘密花园

当药、野菊花

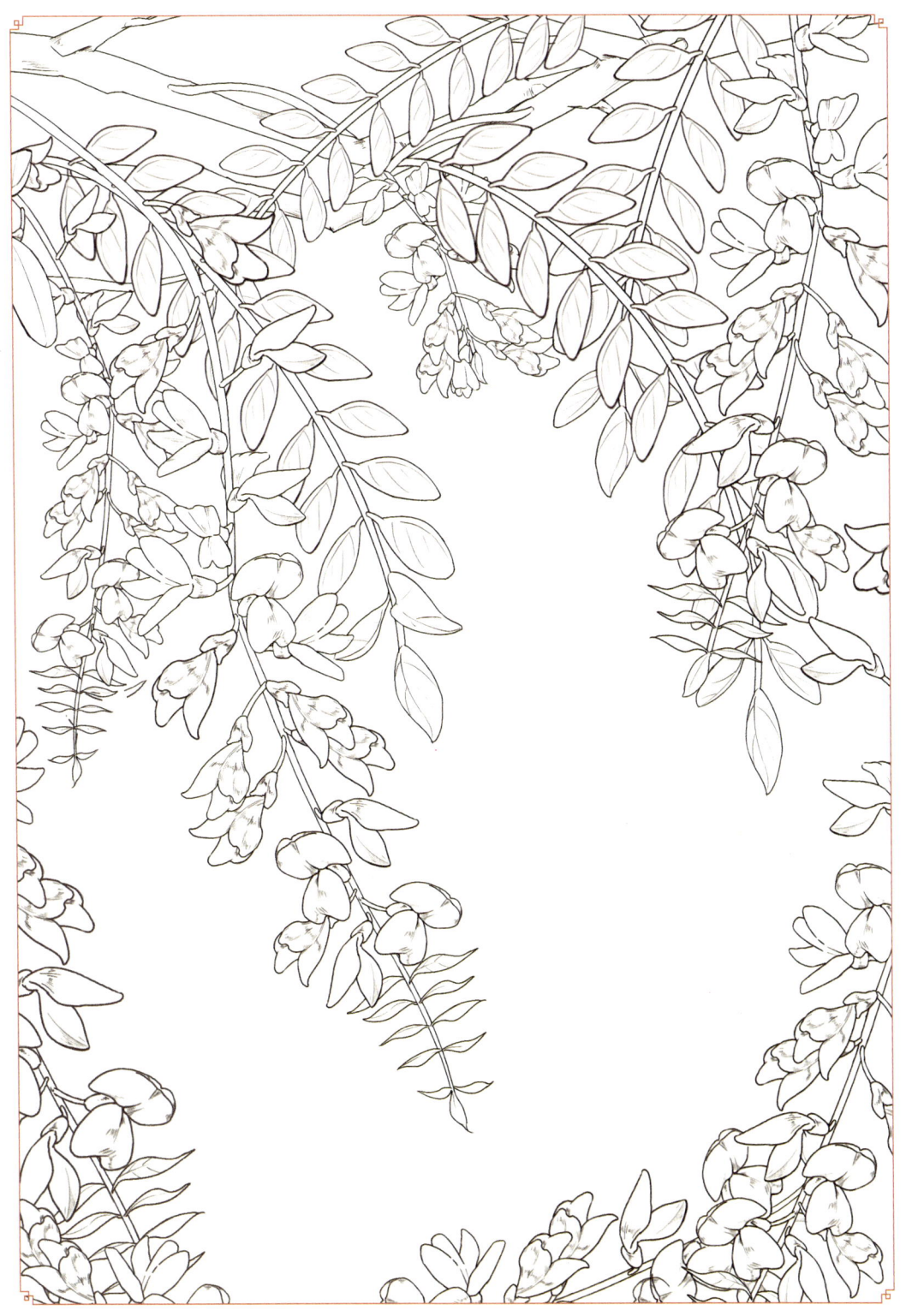

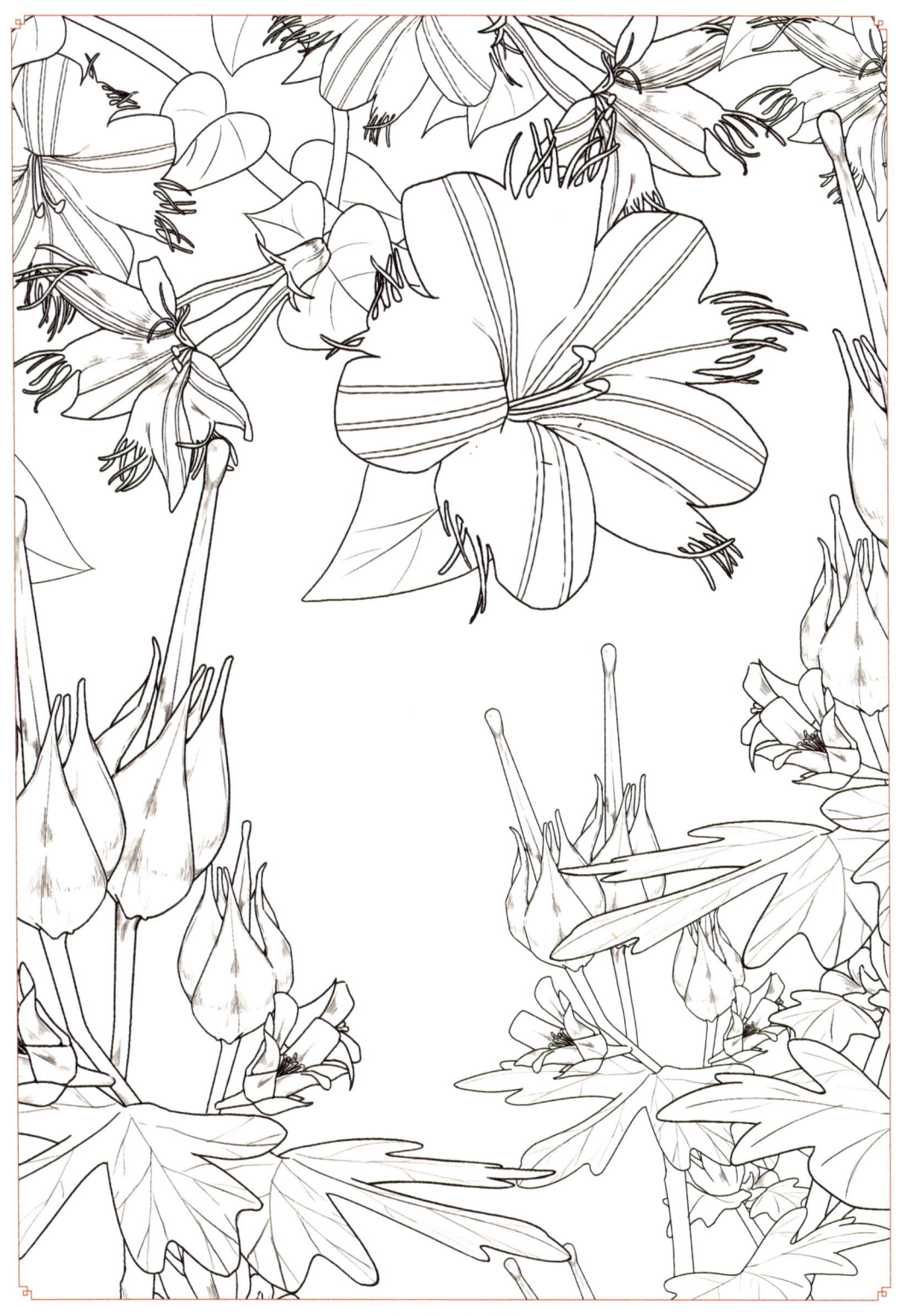

秘密花园

老鹳草、红花龙胆

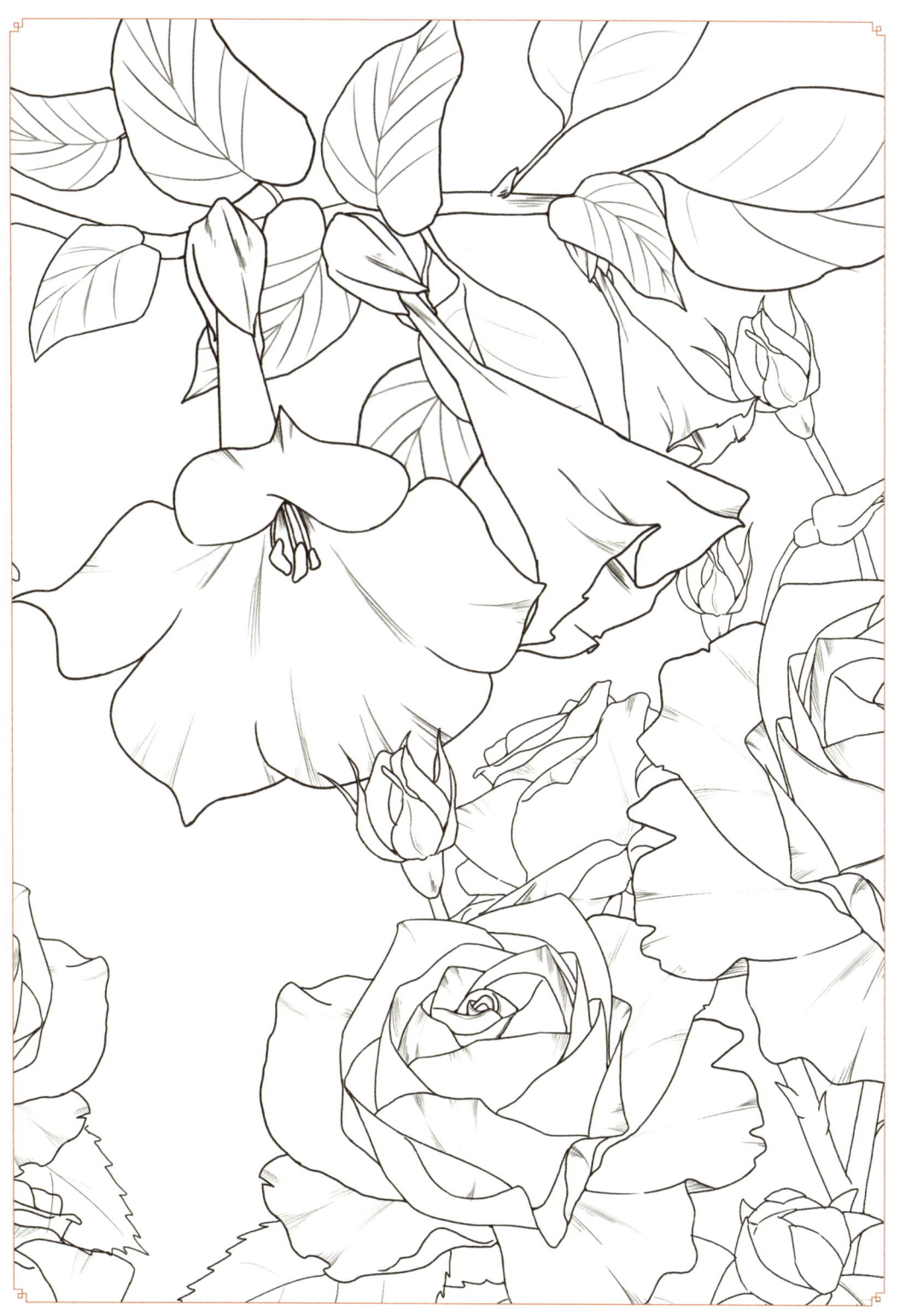

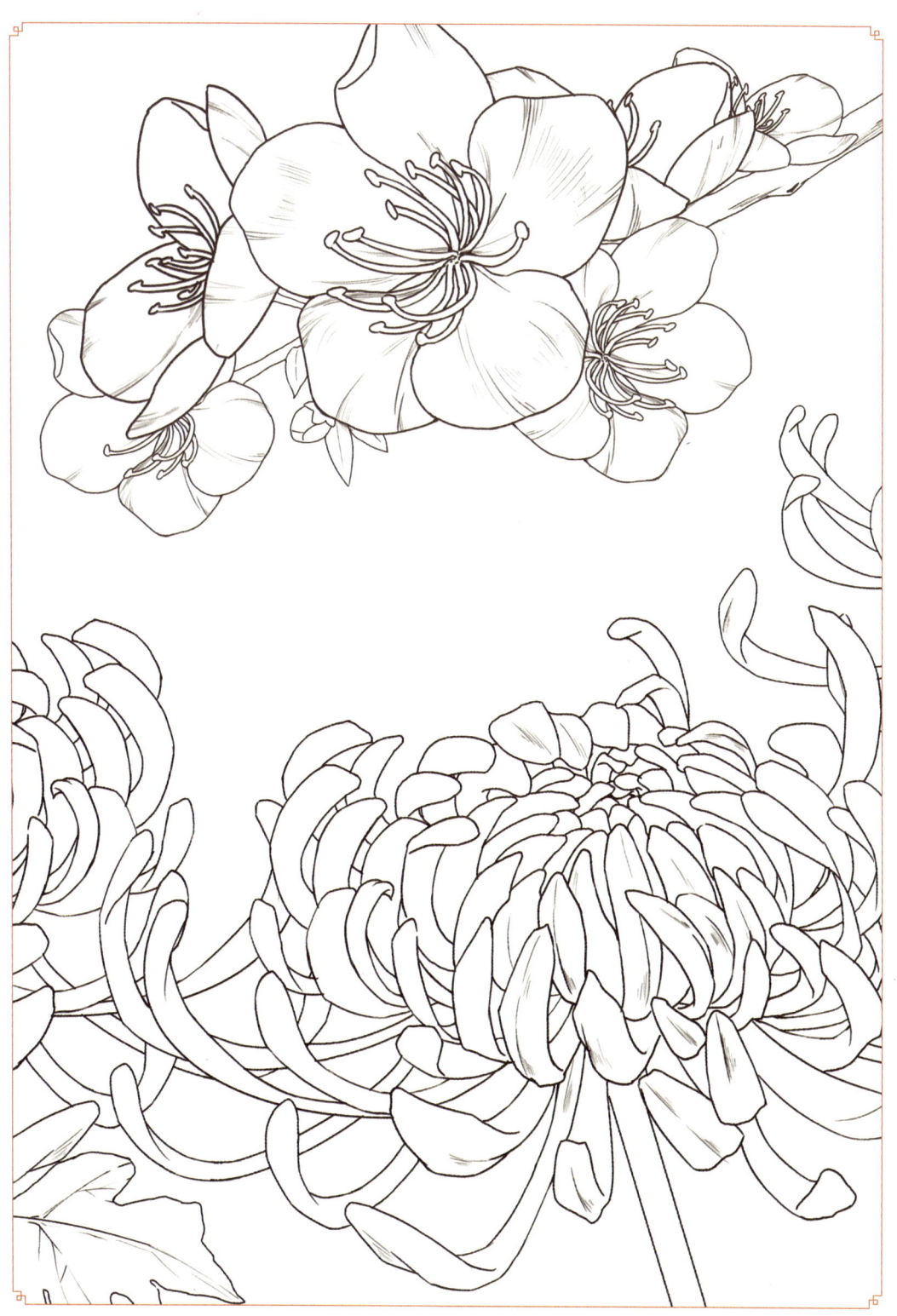

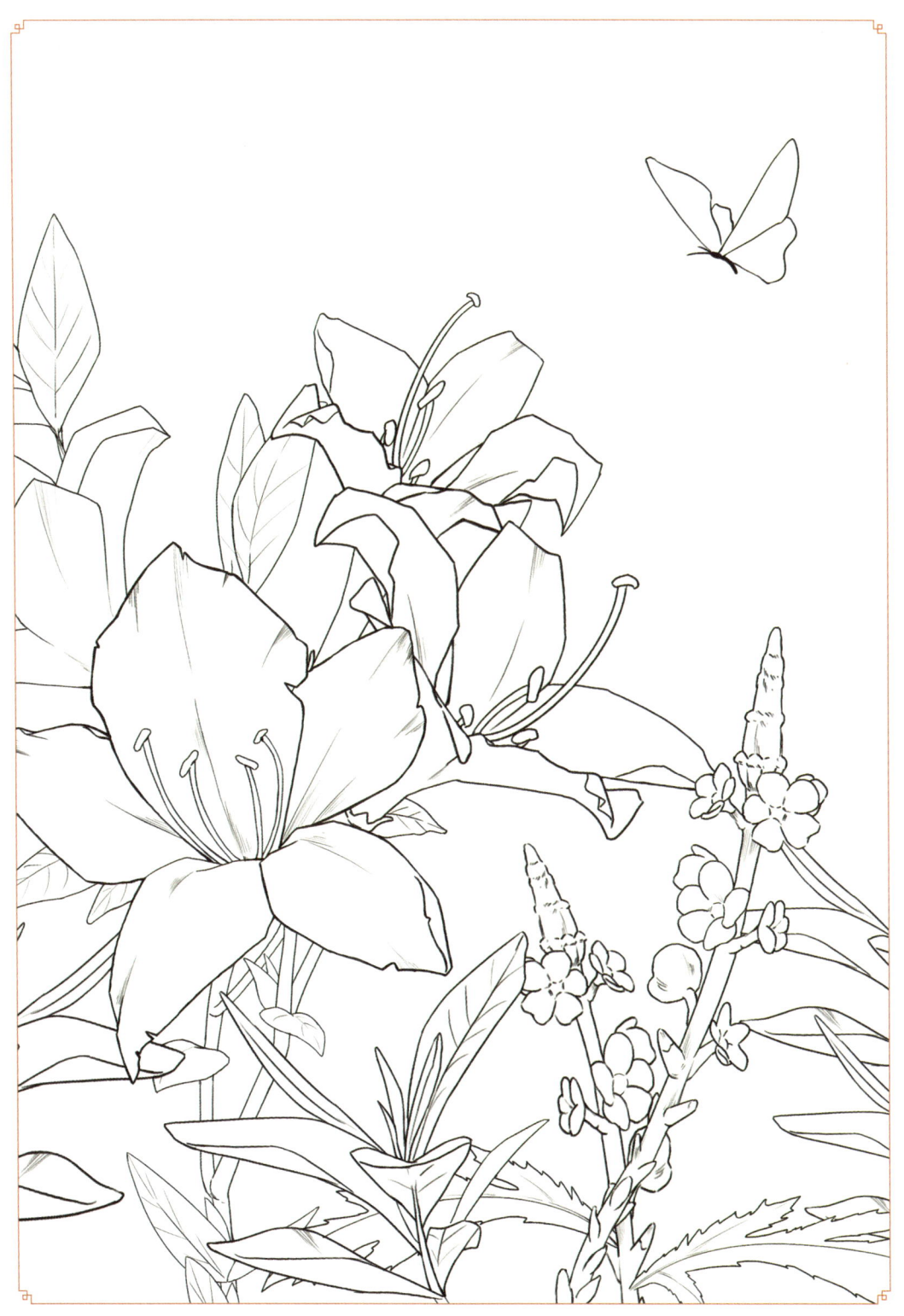

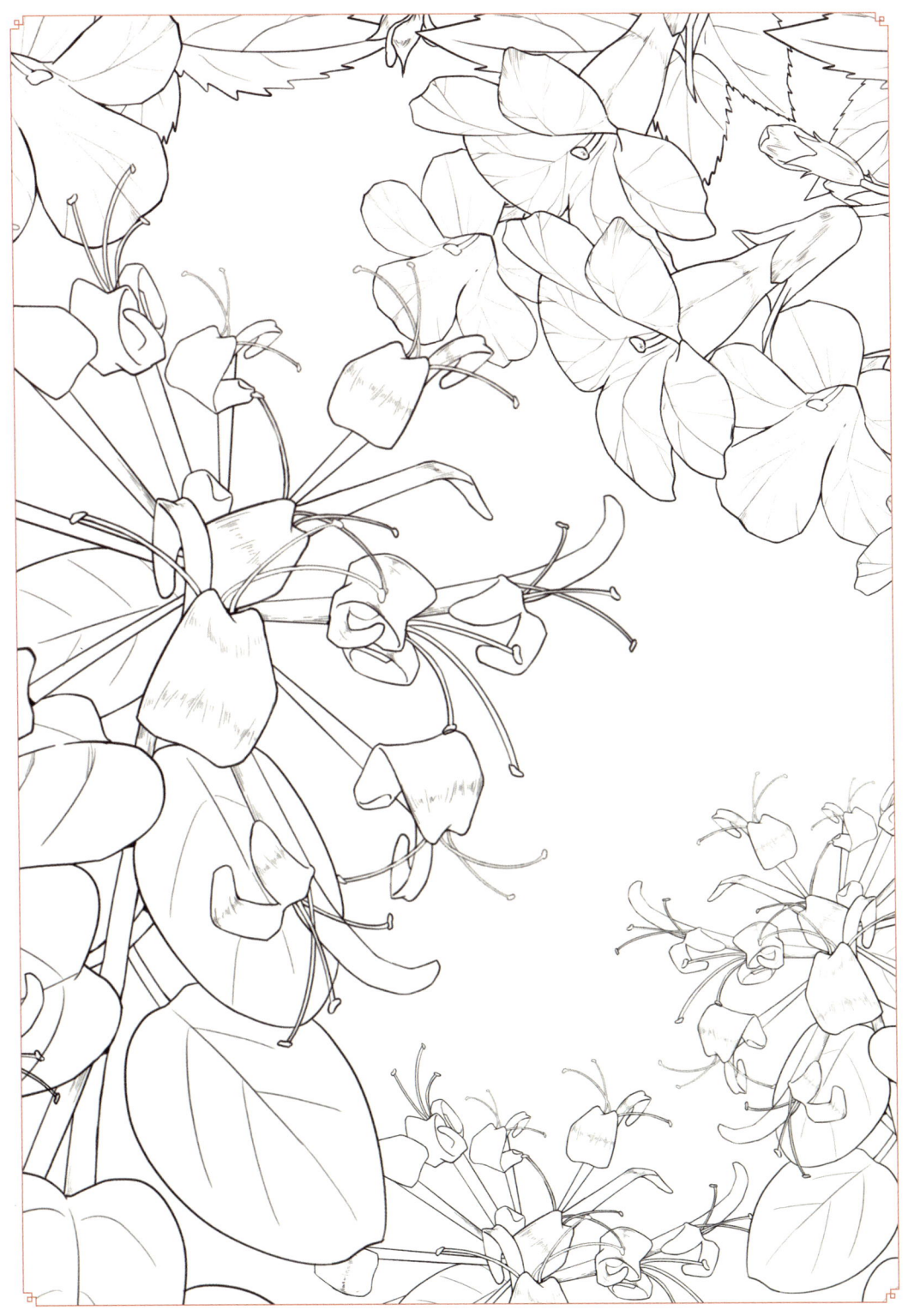

秘密花园
山银花、凌霄花

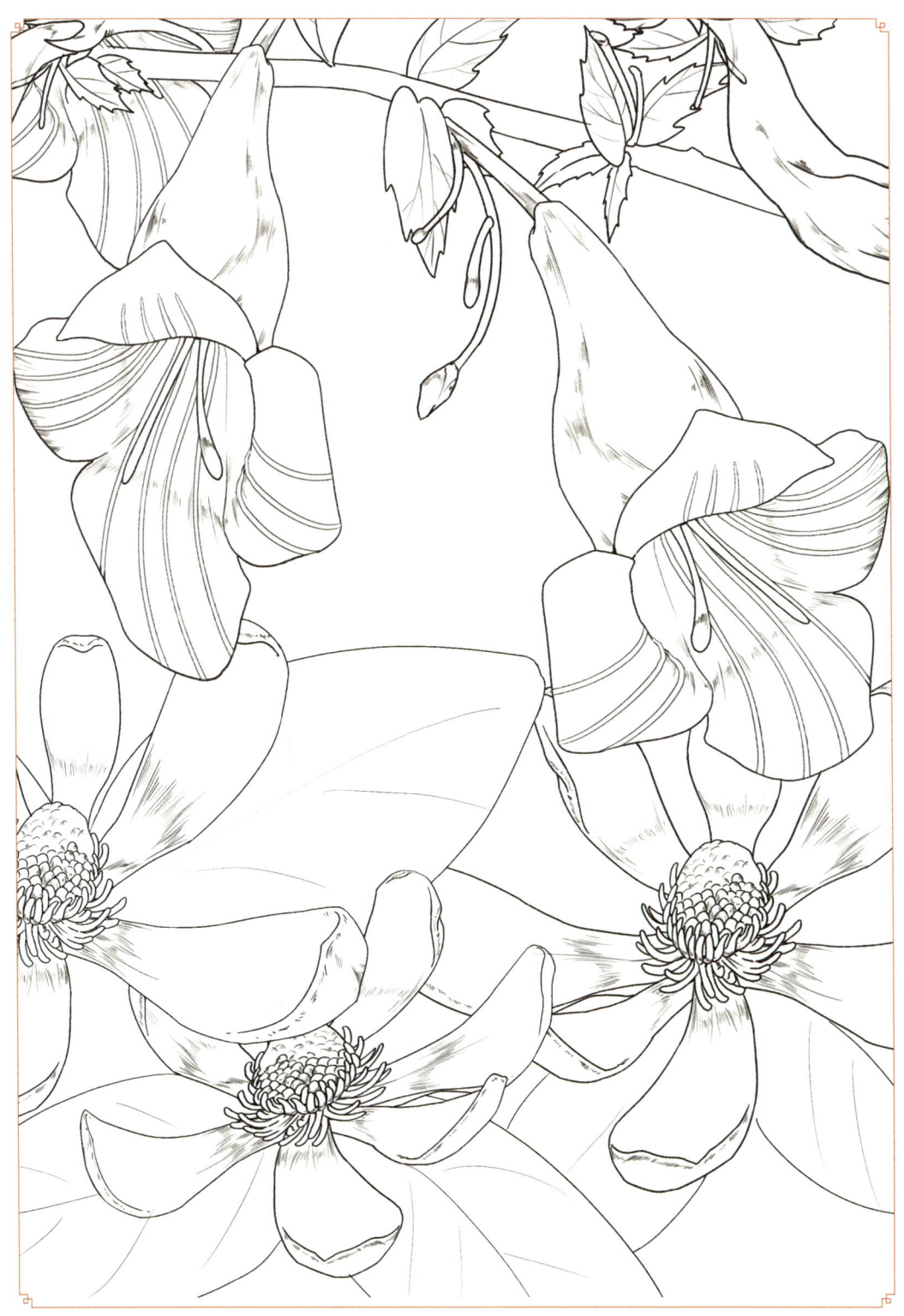

秘密花园

石吊兰、厚朴花

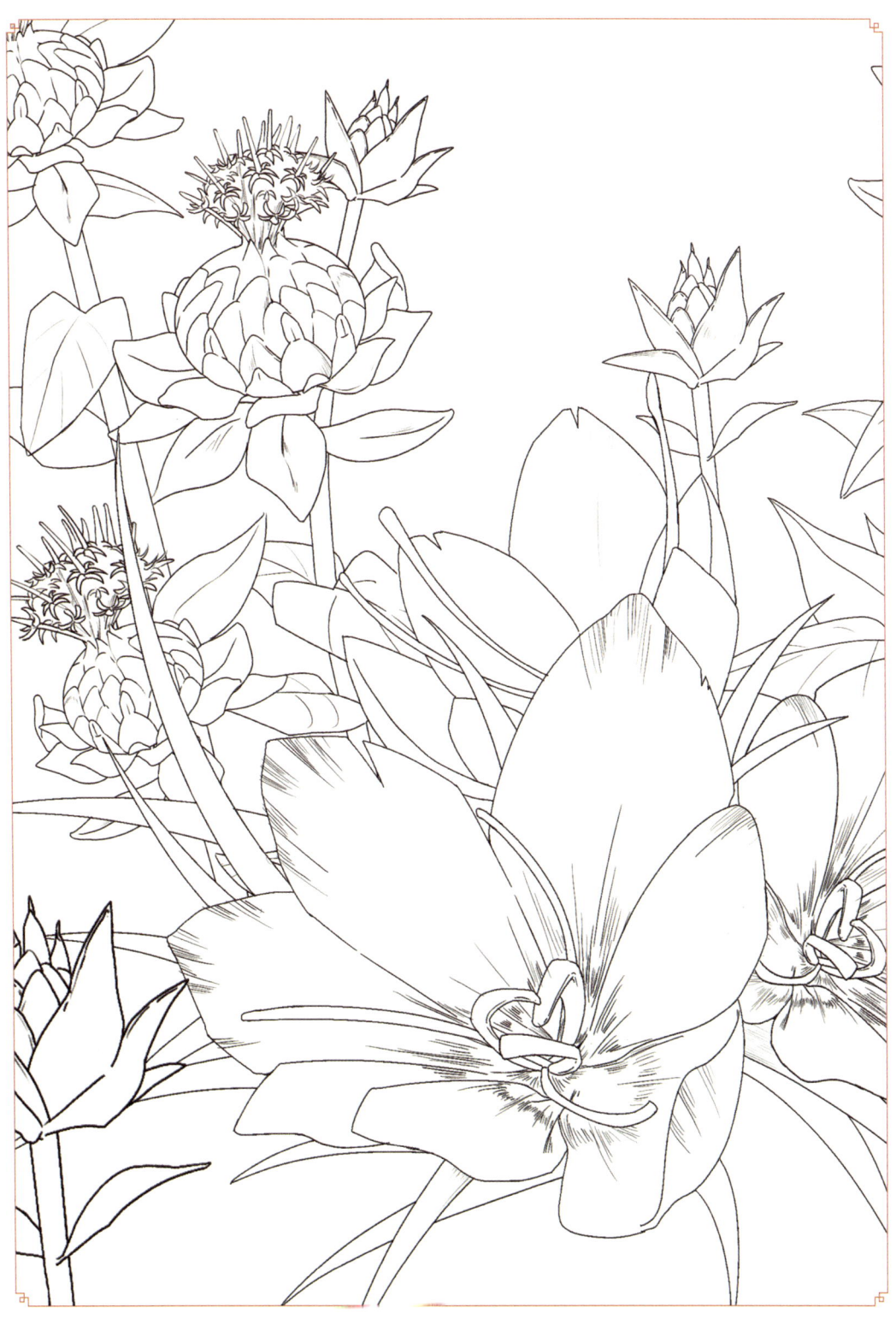

秘密花园
西红花、红花

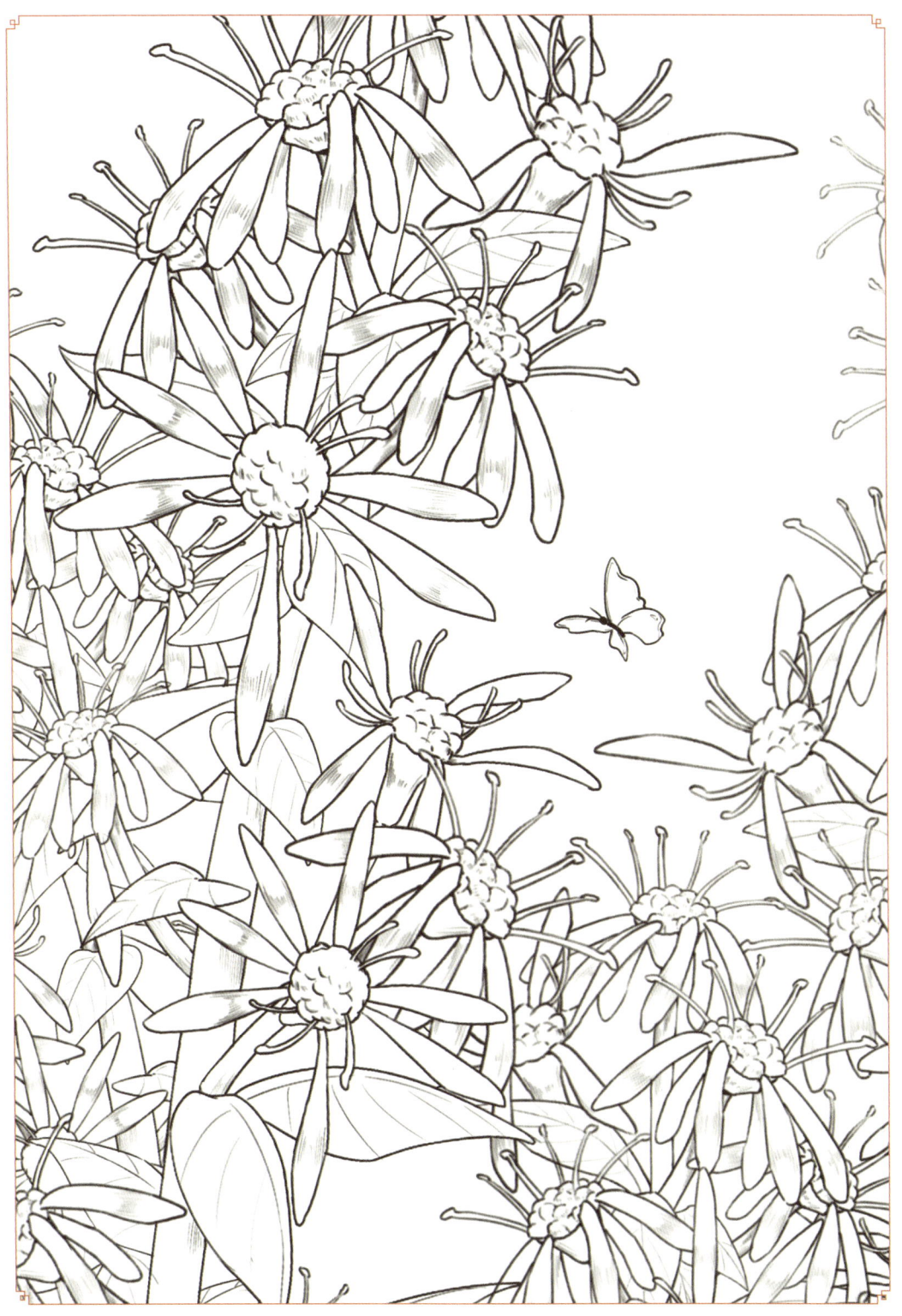

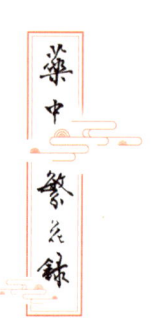

后　记

　　当春风轻柔拂过窗棂，辛夷花的花苞宛如紫玉般，星星点点地缀满枝头，似是精心织就的一页诗意盎然的春之信笺，宣告着百花初醒的美好时节已然来临。

　　在这繁花盛开的绚烂春光里，我深受启发，决意以花为引，带领大家走进中医药文化的奇妙世界。我们精心筹备，捧出了书中这三十六味以花入药的草木精灵，诚挚地邀您共赴这场跨越千年时光的"繁花"之约，一同探寻中医药文化的深邃魅力。本书的创作，旨在通过对这些以花入药的植物的细致解读，让更多人了解中医药文化的博大精深，领略其在生活中的实际应用与深远意义，让古老的中医药智慧在现代生活中焕发出新的生机与活力。

　　在本书的创作过程中，我们得到了国家中医药管理局重点学科、上海市卫生健康系统重点学科团队以及普陀区特色专病团队的大力支持，他们的专业知识和无私帮助，为本书的科学性和严谨性提供了坚实保障，在此致以最诚挚的感谢。

　　同时，我还要特别感谢徐云叔老师为本书题写书名，其苍劲有力的字迹为本书增添了一抹独特的韵味；汪家芳老师精心绘制的封面，以其精湛的技艺将中医药的神韵展现得淋漓尽致；陈睿韬老师的精美插画，让书中的花卉形象更加栩栩如生，仿佛跃然纸上；于茵老师的国画藏红花，以淡雅的紫色和细腻的笔触展现生命的韵律。

书中的每一味花药，都宛如双面绣品，兼具着诗意的浪漫与医药的实用价值。比如那合欢花，它承载着"言归于好"的温柔期许，在《太平圣惠方》中摇身一变，成为了解郁安神的良方；旋覆花虽无倾国倾城之貌，但其"通血脉，益色泽"的妙用，却被《本草衍义》详细记载。不仅如此，现代科学研究也为古老的药方注入了新的注解：菊花中的黄酮成分，宛如坚固的卫士，构筑起人体的免疫防线；金银花里的绿原酸恰似天然的解毒剂，让《神农本草经》中"久服轻身"的记载有了科学的阐释。

为了让读者能更直观地领略这些花卉的风姿，我们特邀画师以工笔细描的手法，精心绘制了三十六幅精美的花卉图鉴。蒲公英的种子撑起了茸茸的小伞，生动演绎着乘风远行的生命智慧；梅花横斜在疏影之间，蕴藏着傲雪凌霜的高洁风骨；菊花的花瓣层层舒展，画师的每一道笔触都饱含着对秋光的深情礼赞。画师以其丹青妙手，巧妙地定格了草木最动人的瞬间：墨色精心勾勒的梅蕊，仿佛蕴含着一冬的霜华；金箔细心点染的菊瓣，似是浸透了九秋的清气。每一幅图鉴，都是自然之美与艺术之美的完美融合，奏响了自然与艺术的二重奏。

"花之语录"篇章更是别具深意。金银花并蒂而开，恰似当代人所渴求的和谐共生关系；凌霄花攀援直上，仿佛在教导我们如何在困境中找寻前进的支点。正如《周易》中所言"观物取象"，旋覆花始终向

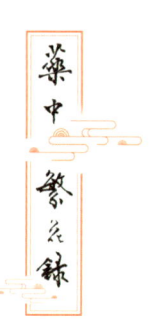

阳而生的特性，暗合着中医"升清降浊"的平衡之道；梅花凌寒独放的铮铮傲骨，又与破茧新生的勇气相互呼应。在这些草木的风姿里，处处都蕴含着叩击心灵的生存哲思，等待着我们去发现、去感悟。

当您在清晨的柔和晨光中翻开这本书，闻着金银花的淡淡清香萦绕在指尖，或许会在不经意间恍然惊觉：中医药文化从未远离我们的生活。它就藏在午后那一杯沁人心脾的菊花茶里，在窗外飘来的合欢花的悠悠芬芳里，更在凝视一朵花时所萌发的顿悟里。那些古老的草木智慧，始终如同春日的溪流，无声地滋养着万物，在现代社会的钢筋森林里，不断生长出新的年轮，焕发出勃勃生机。

药中繁花录，录中药繁花……